MALADIES
DE L'UTÉRUS,

PAR

M. VELPEAU.

A PARIS,
CHEZ J.-B. BAILLIÈRE,
LIBRAIRE DE L'ACADÉMIE IMPÉRIALE DE MÉDECINE,
RUE HAUTEFEUILLE, 19.

M DCCC LIV

MALADIES DE L'UTÉRUS.

Paris. — Imprimerie de E. MARTINET, rue Mignon, 2.

DISCUSSIONS ACADÉMIQUES.

MALADIES

DE L'UTÉRUS,

PAR

M. VELPEAU.

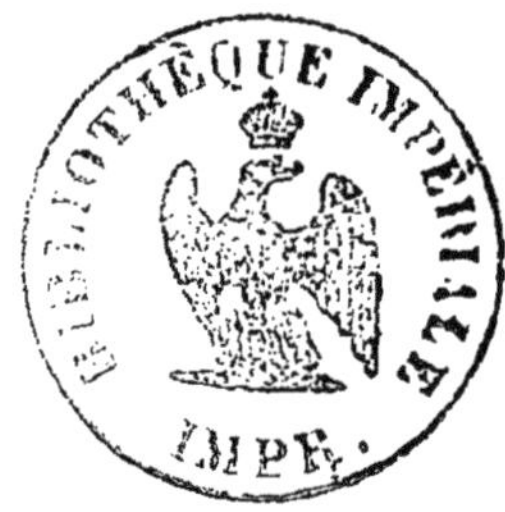

A PARIS,

CHEZ J.-B. BAILLIÈRE,

LIBRAIRE DE L'ACADÉMIE IMPÉRIALE DE MÉDECINE,

RUE HAUTEFEUILLE, 19.

1854.

Professeur particulier d'accouchements, de 1823 à 1830 ; chargé du service des femmes en couches à l'hôpital des Cliniques, en 1823, 24, 25 et 26 ; livré depuis à l'enseignement clinique au nom de la Faculté, j'ai dû faire part chaque jour aux élèves des remarques qui m'ont été suggérées par l'étude des maladies de l'utérus. Cependant, et bien que ce soit là un genre de publication, les faits que j'ai annoncés, les doctrines qui me sont propres sur certaines questions, sont encore peu ou mal connus. J'ai donc pensé, à l'occasion de nos derniers débats, qu'il y aurait avantage à en donner ici un résumé, surtout en ce qui concerne les déplacements de la matrice. On verra mieux de la sorte jusqu'à quel point les opinions de la génération médicale actuelle se rapprochent ou s'éloignent des opinions que j'expose en public depuis si longtemps.

D'un autre côté, comme je ne puis ou ne veux,

pour le moment, que rappeler de simples dates, je laisserai parler les recueils où la substance de quelques-unes de mes leçons a été insérée, à partir de 1835. Forcé de faire un choix, je prendrai de préférence le volume publié en 1840 par M. Pavillon, le *Bulletin de thérapeutique*, ou la *Gazette des hôpitaux*. C'est dans ce dernier journal, en effet, que se trouve l'extrait d'une série de leçons spéciales faites par moi à la Charité, et qui furent rédigées sous sa propre responsabilité par M. Pajot en 1845. Ne voulant me servir du travail de ce jeune confrère qu'à titre de citation, j'en conserverai la forme et le texte, avec la seule précaution d'en élaguer quelques erreurs d'impression ou d'interprétation. En parcourant les pages qui vont suivre, le lecteur voudra donc bien ne pas oublier que leur rédaction ne m'appartient pas, et que pour en saisir la valeur l'esprit a besoin de se reporter à 1835, 1840 ou 1845.

MALADIES DE L'UTÉRUS.

CLINIQUE DE M. VELPEAU, 1840, t. III, p. 458, par M. PAVILLON.

« Cette maladie (l'inflexion de l'utérus), c'est-à-dire cette difformité, est très commune. Beaucoup de femmes l'ont sans se plaindre. Cela se voit surtout dans les classes pauvres, où les femmes n'ont pas le temps de s'occuper de symptômes légers, d'une gêne peu grave de ce côté. Il n'en est pas de même des femmes du monde, qui prennent souvent au sérieux des phénomènes insignifiants, et qui s'alarment d'autant plus que les médecins qu'elles consultent leur annoncent quelquefois de leur côté une maladie qui n'existe réellement pas.

» Quand on a reconnu le caractère de la maladie, on n'en est guère plus avancé; car il n'y a rien à faire. J'avais bien songé à redresser l'utérus en introduisant dans sa cavité, par le moyen de son col, une tige faite avec un corps doux ; mais probablement on échouerait dans cette tentative ; et d'ailleurs, les accidents que les femmes éprouvent ne sont pas d'une nature bien formidable ; elles s'y habituent peu à peu, et finissent par oublier cet état, qui à la longue ne les gène plus. Des

moyens simples, tels que des injections émollientes, résolutives, des bains, quelques saignées de loin en
loin, etc., doivent être employés alors, moins pour guérir que pour diminuer un état morbide d'ailleurs fort
supportable. »

LEÇONS DE M. VELPEAU (Gazette des Hôpitaux, 1845, p. 314).
Leçon du 5 juillet, par M. Pajot (1).

Maladies de l'utérus. Exploration de l'organe. Déviations.

« Après avoir parlé du toucher et de la *palpation* dans
leurs rapports avec le diagnostic des affections de l'utérus, il me reste à examiner l'emploi que l'on peut faire
du spéculum dans les mêmes maladies.

Le spéculum est sans contredit un instrument très
utile ; seulement il est malheureux qu'on ait cru devoir
en imaginer au moins une cinquantaine de variétés, qui,
il faut bien le dire, sont, en général, inutiles ; mais
chacun a voulu avoir son spéculum personnel.

En réalité le spéculum forme deux espèces : le spéculum plein et le spéculum à valves. Les changements successivement apportés au spéculum ont été pour la plupart
insignifiants ; on y a ajouté une foule de petits détails
qui n'ont aucun intérêt véritable pour le praticien.

Le spéculum plein est, comme on sait, un cylindre
creux terminé par un bout de manche ; une des deux
extrémités du cylindre est un peu plus évasée que l'autre,

(1) M. Pajot est aujourd'hui un des agrégés les plus distingués de
la Faculté de médecine de Paris.

c'est celle à laquelle le manche est adapté. On le fait en
métaux divers, en ivoire, etc.

Parmi les spéculums à valves, celui qui m'a paru le
plus commode est le spéculum à trois valves. Toute cette
catégorie s'introduit fermée et s'ouvre dans le vagin.

Les deux principaux spéculums que je viens de citer
suffisent pour tous les cas, et, par conséquent, les autres
sont parfaitement inutiles.

Il ne faut pas croire que le spéculum soit un instrument nouveau, on en trouve des descriptions dans d'an-
ciens auteurs; ainsi A. Paré en a donné des figures qui
en représentent même à plusieurs valves. Cependant on
ne s'en servait presque plus quand Récamier est venu
populariser l'emploi du spéculum plein, et madame Boivin l'usage du spéculum à valves. Celui de Récamier
n'avait primitivement pas de manche; celui de madame
Boivin avait seulement deux valves.

Le spéculum plein est à peu près le seul véritablement
nécessaire. Toutes les fois que le col de l'utérus, quoique malade, n'a pas acquis un volume considérable,
il convient mieux que le spéculum à valves; mais
quand le col est plus volumineux qu'à l'état normal,
il faut préférer ce dernier. Il est d'ailleurs à peine besoin d'insister sur les motifs de cette différence dans le
choix de l'instrument; il est clair que si l'ouverture du
spéculum a des dimensions moindres que celles de la
tumeur formée par le col, l'exploration ne saurait
être complète. En général, cependant, le spéculum à
valves est moins commode que l'autre, à cause des difficultés que l'on éprouve à éviter le pincement de la membrane muqueuse du vagin pendant l'introduction ou

les manœuvres de l'instrument ; de plus, la forme du spéculum plein sollicite le col à venir s'y engager de lui-même au fond du vagin, ou s'il n'y arrive pas directement, il est plus commode de l'y faire pénétrer qu'avec le spéculum à valves.

On a encore inventé des spéculums applicables à l'exploration du col de l'utérus dévié de sa position ordinaire ; on en a fait construire avec un bord plus allongé que l'autre ; mais je n'hésite pas à dire qu'à mesure que les praticiens avanceront dans la carrière, ils reconnaîtront la vérité de ma première assertion, savoir : que les spéculums pleins et à valves sont les seuls nécessaires.

On peut se demander d'ailleurs, si, pour établir avec toute la précision désirable le diagnostic des affections de la matrice, le spéculum est toujours indispensable. Le spéculum est nécessaire pour renseigner sur les *colorations*, mais il ne peut apprendre que cela. Si l'on se contente de cette donnée, il la fournira, et lui seul peut la faire connaître ; mais il n'est pas possible d'acquérir d'autres notions par le secours de cet instrument ; il reste muet sur la consistance, la forme, le volume, la densité, la situation de l'organe, la nature des lésions, sur tout cet ensemble d'importants caractères enfin, dont le doigt seul peut rendre compte.

C'est une vérité que je tiens à répandre ; car souvent, très souvent, on applique aujourd'hui le spéculum dans des cas où il est vraiment ridicule d'y songer. Des praticiens y ont recours pour reconnaître un polype, par exemple ! Que veut-on que le spéculum enseigne dans une circonstance pareille ? C'est au doigt à déterminer les caractères de la maladie ; lui seul peut éclairer le diagnostic ; il dira tout ce qu'il est nécessaire de savoir ; le spéculum ne nous apprendrait rien. J'en dirai autant du cancer; quand la maladie est parvenue au deuxième, troisième degré, le spéculum est absolument inutile.

Je vais plus loin ; non-seulement le spéculum ne peut rien apprendre, sauf ce qui concerne la coloration, mais encore il peut fréquemment induire en erreur : 1° en faisant voir ce qui n'existe pas, et 2° en ne faisant pas toujours apercevoir ce qui existe réellement. Il sera facile de démontrer ceci par l'examen des malades.

Avec le spéculum il n'est pas extrêmement rare de croire avoir aperçu le col de l'utérus, quand on n'a vu en réalité que la muqueuse du vagin. Lorsqu'on y est encore peu exercé, en introduisant l'instrument, on pince en haut et en bas une portion de la paroi vaginale, de manière à former deux bourrelets qui simulent assez bien deux lèvres que l'on prend pour le col utérin. Cette erreur est arrivée souvent.

De ce que le spéculum peut parfois tromper et ne peut pas tout apprendre, on ne doit pas conclure cependant à l'exclusion de son emploi quand il peut être utile ; il faut seulement bien connaître ce qu'on est en droit d'en attendre, afin de ne pas réclamer de lui des notions qu'il ne peut fournir.

Les conditions dans lesquelles il pourra rendre de véritables services sont les suivantes : toutes les fois qu'après avoir examiné par le toucher et la palpation, il n'a pas été possible de découvrir la nature de la maladie, bien qu'il existe des symptômes indiquant un état pathologique, le spéculum, rendant les parties accessibles à la vue, permettra de reconnaître ce que le doigt n'aura pu trouver. Toutes les fois encore que le toucher aura indiqué quelque altération légère, l'œil, à l'aide du spéculum, viendra contrôler les résultats obtenus et remplir ainsi un rôle utile dans le diagnostic de certaines maladies de l'utérus.

Ce ne sera pas seulement au point de vue du diagnostic qu'on se servira avec avantage de cet instrument. Nous verrons plus tard que, dans les applications thérapeutiques, le spéculum sera pour nous un moyen précieux ; mais l'on comprend que le moment n'est pas venu de nous en occuper sous ce nouveau rapport. »

Déviations. — « Les moyens explorateurs étant passés en revue, nous sommes en mesure maintenant d'aborder l'examen des maladies elles-mêmes, et c'est ce que nous ferons en les divisant immédiatement en trois espèces : celles qui attaquent l'ensemble de l'organe ; celles qui affectent son corps, et enfin celles dont le siége est au col.

Parmi les maladies qui attaquent l'utérus dans son ensemble, celles que nous allons décrire en commençant méritent à peine le nom de maladies. Ce sont des affections qui jouent cependant un grand rôle dans la vie des femmes ; nous voulons parler des *déviations de la matrice.*

Les déviations doivent être divisées en deux classes : les *inclinaisons* et les *inflexions.*

Les inclinaisons sont des déviations de l'utérus suivant son grand axe, deviations dans lesquelles l'organe a abandonné l'axe du grand bassin en chavirant en masse, de façon que sa direction ne représente plus celle du détroit supérieur.

Les inflexions sont un genre tout différent. L'utérus,

au lieu de basculer dans toute sa longueur, se trouve coudé, de manière que son grand axe soit fléchi sur lui-même.

La première classe de ces déviations forme déjà un chapitre fort étendu. Étudiées avec soin depuis Levret, elles sont parfaitement connues. On en a distingué de deux espèces principales : l'antéversion et la rétroversion ; puis les inclinaisons à droite et à gauche.

La seconde classe des déviations ou les inflexions ont, au contraire, été à peine mentionnées. On doit les diviser également en deux variétés fondamentales, et, selon que le fond est fléchi en avant ou en arrière, on les appelle *antéflexion* ou *rétroflexion* : on comprend qu'il est possible encore que la flexion se soit effectuée sur le côté, soit à gauche, soit à droite ; de plus, on peut se faire facilement une idée de toutes les nuances intermédiaires, c'est-à-dire de la flexion en avant et à gauche ou à droite, de la flexion en arrière et à droite ou à gauche, etc.

Cette classe de déviations a été passée sous silence par presque tous les auteurs. Levret n'en a guère parlé, qu'en les rangeant parmi les inclinaisons et sans avoir cherché à les différencier. On en trouve également une indication dans Baudelocque ; M. Ameline en fait mention en passant, dans sa thèse ; Dugès et madame Boivin s'en étaient à peine occupés ; tout cela avait d'ailleurs si peu fixé l'attention des praticiens, que des ouvrages nouveaux ont encore négligé d'en parler ; que la thèse de concours de M. Lacroix, par exemple, qui a récemment traité des déviations utérines fort au long, ne dit presque rien des inflexions.

Il y a vingt ans déjà pourtant que je cherche à appeler l'attention des médecins sur ce sujet : j'y reviendrai avec détails ; car je le considère comme d'une haute importance. En effet, ce genre de déviations est d'*une fréquence extrême*; plus j'avance dans la pratique, plus il m'est donné d'en observer; si bon nombre de praticiens les ignorent, c'est que beaucoup d'entre elles passent inaperçues, d'autant que ce sont souvent des *dérangements sans gravité*, et dont les conséquences sont ordinairement subordonnées à la constitution, à la condition, et surtout au caractère des femmes qui en sont atteintes.

Je n'ignore pas que quelques personnes prétendent que j'en vois, même quand il n'y en a pas. J'affirme ici cependant que la plupart des femmes traitées pour d'autres affections de matrice n'ont que des inflexions utérines, et je dis que dix-huit fois sur vingt les malades souffrant de la matrice ou de quelque partie de cette région, celles, par exemple, auxquelles on trouve des *engorgements*, sont affectées de déviations de l'utérus.

Pour beaucoup de praticiens, quand il s'agit de maladies de matrice, les engorgements arrivent aussitôt, comme l'affection observée le plus communément; je suis bien éloigné de partager une pareille opinion; je considère les engorgements comme rares, comme très rares; il n'en existe que dans une proportion tellement minime, tellement éloignée du nombre des engorgements qu'on croit traiter, que je craindrais de voir se récrier les praticiens les plus sages, si je disais mon chiffre.

Quoi qu'il en soit, ces inflexions se présentent de la

manière suivante : dans l'antéflexion, par exemple, le col se trouve en place, et le fond de l'organe, replié en avant, forme avec le col un coude ou cul-de-sac.

Qu'on suppose maintenant un doigt introduit dans le vagin, il va trouver au-dessus du col et en avant, un creux ou impasse formé par la face antérieure de l'utérus replié sur lui-même. Maintenant, il pourra se faire que la flexion soit plus ou moins prononcée; elle représentera un angle droit ou aigu, ou obtus; le siége de cette flexion sera plus ou moins près du col ou du fond; en un mot, il y aura mille nuances possibles et faciles à comprendre.

Il en sera de même de la rétroflexion; le doigt sera alors arrêté en arrière dans la rainure formée par la face postérieure de l'utérus; l'organe formera ainsi une arcade à concavité postérieure et inférieure, avec toutes les nuances signalées pour l'antéflexion.

Les antéflexions sont-elles plus communes ou moins fréquentes que les rétroflexions? C'est une question que je ne suis pas en mesure de décider quant à présent. »

Leçon du 12 juillet 1845.

Il s'en faut que j'aie épuisé les détails à donner sur les inflexions de l'utérus; nous avons précisément dans les salles des malades chez lesquelles on peut en observer plusieurs variétés intéressantes.

Au n° 2 se trouve une déviation en totalité; au n° 12, une rétroflexion très prononcée, coïncidant avec une tumeur dans le bassin; le col est fortement refoulé en avant. Le n° 23 nous montre que les inflexions peuvent avoir lieu sur les côtés ; peu observé, à peine étudié, ce genre de déviation n'est pas très rare cependant : ainsi on a vu l'un des bords de l'utérus plus court que l'autre de 1, 2, 3 et même 4 centimètres ; en général, ces inflexions ont lieu plus haut que celles qui surviennent en avant ou en arrière.

Dans les inflexions latérales, l'organe est plus communément coudé vers le milieu de son grand axe ; j'ai vu une inflexion latérale sur le cadavre, dans laquelle la courbure s'était effectuée sur le côté gauche et près de l'angle supérieur. Enfin, je l'ai déjà dit, les inflexions latérales peuvent exister sur le côté et en avant, sur le côté et en arrière. Les inflexions latérales sont-elles plus fréquentes d'un côté que de l'autre? En ne consultant à cet égard que les probabilités, on serait porté à admettre qu'elles doivent être plus communes à droite qu'à gauche ; mais l'observation seule doit résoudre cette question. Quoi qu'il en soit, ce sont des déviations fréquentes ; elles ont lieu sous des angles variés et dans des points divers de l'organe, ou très près de la portion vaginale du col, ou bien près d'un des angles supérieurs, ou bien encore entre ces deux points.

Les inflexions utérines sont ordinairement compliquées de quelque autre lésion qui ajoute des symptômes à ceux de l'inflexion elle-même. Ainsi on observe comme coïncidence l'abaissement de l'organe, abaissement de deux espèces, ou absolu ou relatif.

L'abaissement absolu est celui qui consiste dans le rapprochement de l'utérus de la vulve. L'abaissement relatif est caractérisé par la descente du fond de la matrice sur un plan inférieur à celui du col, ce dernier occupant sa place normale ; quelquefois cependant il peut être, lui aussi, abaissé en même temps.

Une autre complication des inflexions est l'inclinaison du grand axe de l'organe. Presque toujours, en effet, la flexion est accompagnée d'un degré plus ou moins considérable d'inclinaison en totalité. Là, sans doute, est la raison de la confusion que font certains observateurs entre les versions et les inflexions de la matrice.

Si l'on recherche pourquoi l'utérus, plié sur lui-même, a presque toujours en même temps basculé dans sa totalité, on le voit bientôt : il est en effet facile de concevoir que la flexion du fond de l'organe est une cause puissante d'inclinaison de l'axe tout entier ; le fond, fléchi en avant, par exemple, entraînera par son poids et sa position le col en arrière ; il en résultera une antéversion qui compliquera l'antéflexion.

Toutes les fois donc qu'il y aura des raisons suffisantes de supposer une flexion de l'utérus, on devra s'attendre à trouver en même temps de l'abaissement et de l'inclinaison.

Il existe encore quelques autres complications des déviations utérines, mais plus rares : par exemple, certaines maladies aiguës, chroniques, de l'organe ; des tumeurs, des excès de volume ou engorgements, et des adhérences qui forment deux classes distinctes ; ou bien des brides, suite de péritonite partielle, d'inflammation dans le tissu cellulaire, dans l'épaisseur des ligaments larges.

Il est évident, en outre, que si la femme guérit de ces différentes maladies, il pourra rester dans les points qu'elles occupaient des indurations, des noyaux, des rétractions de tissus, des brides allant du bassin, de l'intestin, ou du péritoine à l'utérus, et pouvant produire à leur tour des inflexions.

Si l'on examine les causes des inflexions utérines, on est d'ailleurs frappé tout d'abord du peu d'attention qu'elles ont provoqué. Elles ont été en effet à peine étudiées, quoiqu'on ait examiné convenablement les causes des inclinaisons.

Ces causes étant à peu de chose près les mêmes, il n'est pas difficile de se faire une idée du mécanisme des inflexions, et de l'influence qu'ont sur leur production les divers phénomènes que nous allons examiner.

Pour que l'utérus soit sollicité à se plier sur lui-même, il faut deux conditions : une puissance venant d'en haut, et une résistance en bas. Or, la résistance se trouve dans le plancher du bassin tendu à la partie inférieure du canal osseux, et la puissance se montre sous le double aspect de l'action musculaire d'une part, du poids des viscères de l'autre. L'utérus, ainsi placé entre la force et la résistance, est incessamment soumis à des compressions dont le résultat est d'appuyer son col sur le plancher pelvien, en même temps que le fond supporte le poids des viscères abdominaux, augmenté de tout l'effort de contractions musculaires se renouvelant à chaque instant. Ainsi, la toux, les vomissements, les efforts de l'accouchement, de défécation, les tumeurs dans le ventre, l'accumulation d'un liquide, l'action de lever les bras, de soulever un poids, etc., sont autant d'états ou d'actes qui deviendront des causes possibles de déviations.

Examinons, en effet, ce qui se passe alors. La femme a le bassin plus large que l'homme ; l'utérus flotte dans l'excavation ; si elle est simplement assise, les viscères pressent l'utérus, et, comme la courbure du bassin est très prononcée chez elle, le col arc-boute par en bas contre le rectum. Les viscères, agissant à leur tour sur sa partie supérieure, tendent sans cesse ou à plier l'organe sur lui-même, ou au moins à le faire basculer. Le premier de ces deux résultats survient si le col se trouve fortement fixé; est-il mobile, au lieu d'une inflexion c'est une inclinaison qui est produite.

Qu'on songe maintenant aux différents points que peuvent occuper les viscères, et l'on s'expliquera facilement les inflexions en avant, en arrière, etc. Les viscères pressent-ils en avant, c'est l'inflexion en arrière à laquelle ils donneront naissance; compriment-ils en arrière, ils plieront ou feront basculer l'organe en avant; de même pour les inclinaisons ou les inflexions latérales.

Il résulte donc de ceci que l'utérus est incessamment soumis, pendant la vie, à une action tendant à modifier sa position. Si l'on tient compte des efforts puissants qui agissent à intervalles dans le même sens et sur le même organe, à l'occasion de la défécation, le plus souvent difficile chez les femmes; si l'on songe aux secousses de la toux, dont la violence et le retentissement sur les viscères du bassin peuvent s'apprécier par l'émission des urines et l'excrétion des matières stercorales quelquefois involontaires dont elles s'accompagnent, aux ébranlements plus énergiques encore dont le vomissement est la cause, on se rendra facilement raison de la fréquence des déviations de la matrice.

Une autre cause dont j'ai pu souvent constater les effets, se trouve dans l'action de lever les bras, position prise chaque jour par les femmes pour se coiffer, etc. Dans cette attitude, les muscles de l'abdomen sont fortement tendus, le diaphragme est abaissé et presse ainsi sur la masse des viscères de façon à pouvoir produire des hernies, et par conséquent des inflexions. Ajoutons, pour compléter l'énumération des causes des déviations de la matrice, tirées des différents actes de la vie, qu'il n'en est aucun, exigeant la tension des muscles, dont la répétition ne puisse produire les maladies dont je parle.

Ne se peut-il pas aussi qu'une maladie du col devienne la cause d'une inflexion de l'utérus?

Qu'on suppose le museau de tanche détruit en un point; la cicatrice se confondra avec le vagin; il y aura formation d'une bride, soudure de deux parties, et par cela même déplacement du col; si le fond suit le mouvement imprimé à l'autre extrémité, l'inclinaison est produite; résiste-t-il, il y aura inflexion.

Les maladies du vagin amèneront le même résultat, et de la même manière; le point de départ est seul différent. Que, par exemple, une ulcération ait son siége sur un des points du contour de ce canal; en guérissant, s'il y a perte de substance, il se rétrécira, se raccourcira d'un côté ou de l'autre. Or, entourant le col, comme elle le fait, la paroi raccourcie tiraillera l'utérus de son côté; il y aura déviation (1).

La déformation des ligaments larges est assez fréquente; bon nombre de femmes ont éprouvé des inflammations sourdes dans ces parties sans y faire beaucoup d'attention. Cela est commun, surtout à la suite de l'accouchement. L'accouchée ne se rétablit pas sur-le-champ;

(1) Telle est la source des succès obtenus par M. Amussat (et aussi par moi, dans quelques cas) à l'aide de la cautérisation.

elle souffre modérément du ventre ; elle traîne quelques semaines de plus qu'à l'ordinaire ; le médecin ne voit rien de fort alarmant, ne sait pas au juste ce dont il s'agit ; la femme guérit : le ligament large a été enflammé dans quelques points. Ces sortes d'inflammation engendrent des adhérences entre les lamelles celluleuses du voisinage ; de là une rétraction ; le ligament se trouve plus étroit, et l'utérus, attiré, s'incline ou s'infléchit.

Il en est de même pour le tissu sous-péritonéal du bassin ; les phlegmasies du péritoine, des organes voisins, des intestins, du rectum, de la vessie, pourront avoir des résultats analogues ; l'accumulation des matières fécales, la rétention prolongée des urines, toutes choses ordinaires chez les femmes, pourront faire naître des effets pareils.

En définitive, s'il est quelque chose qui doive étonner, c'est que les déviations utérines, inclinaisons ou inflexions, ne soient pas encore plus communes, tant sont nombreuses, et à chaque instant répétées, les causes qui les peuvent faire naître.

Bien que déjà nombreuses, les causes des inflexions de la matrice n'ont pas toutes été passées en revue ; j'ai parlé de la flaccidité des tissus, de l'ampleur du bassin, du voisinage des organes de l'abdomen, etc.; il me reste à examiner la parturition et les engorgements.

Il n'est pas douteux que l'accouchement et les fausses couches ne doivent être rangées parmi les causes prédisposantes des inflexions utérines. Après l'accouchement, en effet, la matrice reste pendant un certain temps plus molle, et par conséquent plus facile à plier. Or, l'action des viscères et des muscles abdominaux étant incessante, il s'ensuit, pour les nouvelles accouchées, une prédisposition très grande aux déviations ; et pour peu que la toux ou le vomissement viennent à augmenter l'énergie des pressions que supporte l'utérus, la femme se trouvera fort exposée aux déviations. Les avortements sont peut-être encore plus souvent suivis d'inflexions utérines que l'accouchement à terme. J'en ai vu un grand nombre survenir à la suite de fausses couches. Cherchant à me rendre compte de cette différence, à la suite de l'expulsion de l'œuf aux différentes époques de la grossesse, je me suis demandé si ce ne serait pas parce que, dans les avortements, les femmes se livrent à des efforts inutiles. Les contractions musculaires n'ont, en effet, qu'une action peu marquée sur l'expulsion quand l'utérus est encore contenu dans le bassin, et quand il ne renferme qu'un corps peu volumineux, comme cela existe dans les fausses couches qui se font à une époque peu avancée de la gestation.

Du reste, l'état de grossesse prédispose tellement les femmes aux déviations de l'utérus, que jusqu'ici on n'avait guère signalé ces accidents que chez les femmes enceintes. C'est là une erreur. Les antéflexions et les rétroflexions sont, en réalité, moins fréquentes chez les femmes grosses que chez celles qui ne le sont pas. Ce n'est pas à dire que la grossesse ne prédispose pas à ces inflexions. Ainsi on comprend que dans les premiers mois de la gestation le corps de l'utérus se développant, et la moitié postérieure de l'organe étant plus grosse que sa moitié antérieure, on comprend, dis-je, que le développement étant égal dans le viscère tout entier, la moitié postérieure s'incline par son propre poids ; outre les pressions d'avant en arrière qu'exerce la vessie distendue par l'urine plusieurs fois dans le jour, pressions augmentées par l'action des muscles dont nous connaissons les effets. Si l'utérus, placé dans ces conditions, vient à arc-bouter derrière les pubis, il en résultera nécessairement une inflexion. C'est aussi ce qui arrive le plus communément ; et dans la grossesse, la flexion la plus fréquente a lieu postérieurement : c'est ce qu'on nomme rétroflexion.

Les engorgements pourraient certainement être admis aussi comme cause d'inclinaison et d'inflexion utérines ; il est clair qu'une matrice plus grosse, et par conséquent plus lourde, a aussi plus de tendance à basculer, à s'infléchir, que dans l'état normal. Ce que je conteste, c'est que ce soit là une cause fréquente, ordinaire d'inflexion ; il faut être prémuni contre cette idée, trop généralement admise. Les engorgements dont on a tant parlé sont rares, très rares ; ils ne peuvent donc constituer une cause fréquente de déviations, mais ils n'en sont pas moins une des causes à ajouter aux autres.

Les inclinaisons, les inflexions, les déviations de toutes sortes, en un mot, peuvent-elles se rencontrer chez toutes les femmes ? Cette question est un champ vaste qui reste à exploiter encore. Je ne crains pas d'avancer pourtant que les inflexions sont possibles à toutes les époques de la vie ; j'en ai vu une sur une petite fille de deux ans. M. Giraldès possède une pièce qui appartenait à une enfant de six mois, sur laquelle on voit une antéflexion très prononcée : il est vrai de dire que cela n'est peut-être pas très concluant, parce qu'à cet âge l'utérus est la moindre partie des organes génitaux ; que le col est plus gros, plus dur et plus long que l'utérus lui-même, et la mollesse de l'organe empêche d'attacher trop d'importance à ce fait. Mais chez la petite fille de deux ans que j'ai citée précédemment, le coude que formait l'utérus était très dur, et il se reformait de lui-même quand on cherchait à le redresser. J'ai rencontré de ces inflexions chez des filles vierges, et, sans en compter les exemples, certainement huit ou dix fois. On comprend qu'à cause de l'étroitesse du vagin, de l'existence de l'hymen, c'est par le rectum qu'on doit explorer alors l'utérus ; il n'est pas besoin de revenir sur ce point. J'en ai trouvé encore un exemple tout récemment, avec M. Marjolin, et puis d'autres, chez des femmes n'ayant pas eu d'enfants, mais n'étant pas vierges.

Enfin, j'ai pu en observer un grand nombre de cas dans toutes les conditions. Les femmes arrivées à la dernière moitié de la vie doivent certainement en présenter beaucoup d'exemples. La raison en est simple : les déviations de l'utérus ne guérissent pas et ne causent pas la mort ; il est donc naturel de penser que les femmes atteintes de cette maladie la conservent toute leur vie, et qu'elles la présentent en proportion d'autant plus grande qu'elles seront plus avancées en âge.

Ainsi, chez les enfants, chez les femmes vierges, chez les femmes mariées, chez celles qui ont eu des enfants, chez celles qui n'en ont pas eu, on rencontre les inflexions de l'utérus.

Quels sont les accidents que provoquent les inflexions, et à quels signes pourra-t-on les reconnaître ?

Je ne crois pas qu'il existe de maladie aussi embarrassante que les inflexions de l'utérus, tant à cause de la multiplicité que de la variété des symptômes auxquels elles donnent lieu.

Leurs symptômes diffèrent complétement, selon que la déviation se montre chez telle ou telle femme, selon les conditions où la malade se trouve placée, selon l'état de vacuité ou de plénitude de l'utérus. Qu'on s'imagine, par exemple, une inflexion chez une femme enceinte de trois ou quatre mois. Ici, le bassin étant rempli par une masse qui l'occupe complétement avec la vessie et le rectum, les accidents pourront être sérieux; chez une femme qui n'est pas enceinte, au contraire, des troubles véritablement graves n'existeront presque jamais du côté des organes contenus dans l'excavation; chez la femme enceinte, on pourra voir survenir la rétention ou l'incontinence d'urine. J'ai vu une femme, au n° 12, qui avait une rétention d'urine causée par une tumeur du bassin; j'ignorais d'abord s'il s'agissait d'une maladie ou d'une grossesse; aujourd'hui, je sais que la femme est enceinte: l'incontinence a disparu quand la matrice a repris la position qu'elle doit occuper à l'époque à laquelle est parvenue la gestation.

Le mécanisme de la rétention et de l'incontinence d'urine, phénomènes qui semblent s'exclure l'un par l'autre, est du reste facile à comprendre. Quand, chez une femme enceinte de trois à quatre mois, la matrice vient à se couder, la vessie se trouve comprimée; son col peut être complétement fermé par la pression qu'exerce l'utérus, d'où la rétention d'urine. Si la vessie résiste, l'urine, ne pouvant s'échapper à plein canal, suintera goutte à goutte, d'où l'incontinence. Mais

comme il ne peut pas exister de rétention d'urine sans qu'il
y ait aussi production de douleur, bientôt se manifestent
des retentissements circulatoires, nerveux, des troubles
dans les fonctions digestives, en un mot, les phénomènes
morbides graves qu'occasionne ordinairement la rétention de l'urine ; il se peut même qu'un tel état amène la
paralysie de la vessie, une cystite aiguë, une perforation
et ses suites désastreuses ; l'escarrification de la portion
de vessie comprimée, escarrification qui survient, comme
on le sait, sur tous les tissus soumis longtemps à une
pression intense, et qui, dans l'hypothèse actuelle, aurait
pour suite l'épanchement d'urine et la mort.

D'autres accidents se manifesteront encore dans les
inflexions de l'utérus : ils auront lieu du côté du rectum.
Quand les femmes ne sont point enceintes, le rectum se
cache pour ainsi dire et échappe à la compression ; mais
quand il y a grossesse, si l'utérus est dévié, il finit par
presser contre la paroi postérieure du bassin ; d'où une
douleur vive et une constipation opiniâtre, contre laquelle
les lavements ne pourront presque rien, puisque le liquide est lui-même arrêté, et ne peut pénétrer jusqu'au-
dessus du point où siége la compression.

D'un autre côté, les médicaments purgatifs améneront
nécessairement des efforts qui tendront encore à augmenter l'inflexion ; les systèmes circulatoires et nerveux
ne tardent pas à s'émouvoir ; il y a danger pour la
femme, et le médecin ne pourra sortir de ce cercle vicieux :

Ou abandonner l'inflexion à elle-même, et alors les
accidents persisteront ; ou combattre les accidents, et
alors les moyens à employer tendront à augmenter l'inflexion.

De plus, il y a des vaisseaux et des nerfs qui subissent, eux aussi, la compression exercée par la tumeur. Or, si ce sont des veines, les membres inférieurs s'infiltrent ; si ce sont les artères, la gangrène peut survenir (je l'ai vue une fois), ou au moins il y aura une gêne considérable ; si ce sont les nerfs, la douleur sera des plus vives.

Enfin, on observe encore, dans quelques cas, des accidents du côté du ventre, la péritonite, l'entérite ; il existe des douleurs dans les reins, dans les fosses iliaques. Il y a de la pâleur, de l'agitation, du malaise, des vomissements peut-être. On ne saurait dire, en vérité, quels symptômes ne peut produire l'inflexion de l'utérus chez une femme enceinte de trois ou quatre mois.

Quand cette inflexion existe chez une femme qui n'est pas grosse, c'est un autre ordre de symptômes qu'on a observé. Mais d'abord comment peut-il se faire que, par le fait seul de l'inflexion de la matrice, la femme soit tourmentée d'une manière quelconque ?

Au premier abord, on ne comprend pas bien qu'une déviation, lésion si légère en apparence, et qu'on ne peut pas même appeler une maladie, donne jamais lieu à des phénomènes inquiétants. Cependant cela est. Les accidents les plus variés pourront naître par suite de l'inflexion de l'utérus. Quelques femmes s'en aperçoivent à peine ; d'autres en sont troublées au point de voir leur santé s'altérer très gravement. J'ai donné des soins, en 1828, à une dame du monde, vive, impressionnable ; elle n'avait autre chose qu'une inflexion utérine : elle a fini par succomber.

Le plus souvent, les malades accusent une douleur vive

dans les reins, dans les régions iliaques, dans les aines ; il peut survenir des vomissements, des douleurs dans le ventre et dans les membres, une constipation opiniâtre. Cette dame avait éprouvé tout cela. On l'avait traitée pour une maladie du col. Je fis l'autopsie de son cadavre avec M. Pelletan, qui la connaissait. Nous ne trouvâmes rien, si ce n'est une rétroflexion à angle aigu : le fond de l'utérus appuyait sur le rectum. Le mal était survenu à la suite d'un accouchement.

Du reste, en joignant aux symptômes précédents les envies fréquentes d'uriner et la sensation d'un poids sur le fondement, on aura l'ensemble des accidents dont se plaignent le plus communément les femmes atteintes d'inflexion de l'utérus. Quand donc une femme accuse ces deux ordres de symptômes et une constipation opiniâtre, si cette femme n'a pas d'écoulements blancs, si elle n'a point été prise de perte, il est à présumer qu'il s'agit chez elle d'une inflexion de la matrice. Mais ces trois caractères ne frappent pas toujours suffisamment les malades pour qu'elles en avertissent le médecin, et le mettent ainsi sur la voie. Souvent elles se plaignent de l'estomac ; elles disent ressentir des tiraillements ; ne peuvent se résoudre au mouvement ; elles se refusent à marcher, ont de l'agitation et se sentent *agacées*. Si on leur adresse des questions sur la manière dont fonctionnent les organes du bassin, elles avouent que la vessie se vide plus vite qu'à l'ordinaire ; qu'alternativement elles ont de la constipation et de la diarrhée. Elles éprouvent, disent-elles, des tiraillements dans les aines et souvent dans les reins, et ont de fréquentes dispositions aux syncopes.

L'exploration directe permet d'ailleurs de constater la situation de l'organe. C'est une question qui mérite de fixer l'attention, car on a souvent commis des erreurs grossières à propos de ces déviations.

Levret raconte l'histoire d'une femme qui mourut des suites d'une opération de taille pratiquée alors qu'il n'y avait chez la malade qu'une antéversion de l'utérus. La sonde avait rencontré le fond de l'organe, qu'on avait pris pour un calcul enkysté. Des inflexions ont été confondues avec des tumeurs du rectum : l'erreur s'explique. La malade se plaint du fondement, il y a des ténesmes. Le doigt, porté dans l'intestin, rencontre une tumeur, et les choses sont disposées de telle sorte, qu'on peut, quand on n'a pas une habitude suffisante, prendre le col de l'utérus, qu'on ne suppose pas placé là, pour toute autre chose. On a pris encore des déviations pour des tumeurs du bassin. Quand, par exemple, on a touché le col par le vagin, et qu'il existe une antéflexion, on trouve la paroi antérieure de l'utérus coudée, et représentant une tumeur qu'on ne pense pas être le corps de la matrice elle-même, d'autant que cette portion de l'organe, ainsi recourbée, est très *sensible* chez quelques femmes. C'est précisément de cette source que sont venues les idées d'engorgements qui, ainsi que nous l'avons déjà dit, sont tout simplement des inflexions de l'utérus. »

Exploration.— « Ce que j'ai dit déjà des formes variées que peuvent revêtir les inflexions utérines servira à éclairer la question de savoir comment on doit s'y prendre pour les reconnaître.

Cependant il semble utile d'insister principalement sur un point important ; car sans la précaution que je vais indiquer, on s'exposerait à méconnaître fréquemment l'inflexion de la matrice.

Si, pour établir le diagnostic de la déviation, on se contente du toucher ordinaire ou du spéculum, il arrive le plus souvent que la maladie passe inaperçue. Le doigt peut bien, en effet, constater la direction, la forme, le volume, la densité du col ; le spéculum rend possible le diagnostic de certains changements survenus dans la coloration ; ces moyens apprennent de quelle altération le col utérin est le siége ; mais ni l'un ni l'autre ne sauraient apprendre s'il existe ou non une déviation, une inflexion de l'organe. Pour apprécier ce genre de changement, il faut de toute nécessité toucher la matrice par deux points opposés à la fois ; alors il est possible de se rendre compte du genre de déviation qu'elle présente. Pour cela, l'exploration par l'hypogastre est aussi utile que le toucher lui-même. Ayant longuement exposé comment cette exploration doit être pratiquée, je n'y reviendrai pas ; mais il ne m'est pas permis d'abandonner ce sujet sans relever une erreur qui a depuis longtemps cours dans la science, et qu'il est pourtant très aisé de constater.

Généralement, les praticiens croient que la matrice ne peut être sentie par l'hypogastre qu'à la condition d'être remplie par le produit de la conception ; que ce n'est guère qu'au troisième mois environ de la grossesse qu'elle devient accessible ; de façon qu'ils ne s'imaginent pas que l'on puisse constater l'inflexion de ce viscère chez les femmes où il est à l'état de vacuité. Je le répète, c'est là une erreur : la matrice est accessible par l'hypogastre chez toutes les femmes qui ne sont pas enceintes, excepté chez celles dont l'embonpoint est considérable,

ou bien encore chez celles dont les parois abdominales
sont extrêmement dures et résistantes. Chez la plupart
des femmes qui n'ont pas fait d'enfant, les parois abdominales sont ordinairement fermes; il en est pourtant
bon nombre dont l'utérus est accessible à la main par
l'hypogastre. Mais pour atteindre le but par ce moyen,
il est essentiel que le chirurgien remplisse certaines conditions indispensables. La main doit être d'abord placée
entièrement au-dessus des arcades crurales, puis elle
doit déprimer lentement, peu à peu, mais avec force, les
tissus. Cette pression, qui doit être continue, ne tarde
pas à faire toucher le fond de la fosse iliaque, comme si
elle était sentie à nu sous les doigts. Alors il est aisé
d'apprécier les tumeurs dont les ovaires ou les organes
voisins peuvent être le siége ; on perçoit également avec
facilité le bourrelet que forment les muscles psoas; on
peut reconnaître aussi la distension du rectum par l'accumulation des matières stercorales. En continuant à déprimer l'hypogastre, on ne tarde pas à pénétrer dans l'excavation pelvienne, et l'on s'en aperçoit quand on arrive
à constater la présence de l'angle sacro-vertébral ; on
sait alors qu'en pénétrant au-dessous de ce point, on est
arrivé dans le petit bassin.

Il est nécessaire surtout d'avoir alors présent à la
pensée que la main, pénétrant dans l'excavation, au ni-
veau de la symphyse du pubis, se trouve de beaucoup
au-dessous de l'angle sacro-vertébral; cette disposition
échapperait si l'on ne se souvenait pas de la direction du
plan qui représente l'inclinaison du grand bassin. On ne
doit pas oublier que le détroit supérieur étant incliné
d'arrière en avant et de haut en bas, il en résulte néces-

sairement la disposition que je viens de signaler ; c'est-à-dire que la main placée au-dessus du pubis est sensiblement plus basse que l'angle sacro-vertébral, et que, par conséquent, en déprimant les parois de l'abdomen à cette hauteur en avant, on peut, en continuant de faire avancer la main, explorer l'excavation presque tout entière.

Quand donc il existe une déviation quelconque, et que la main est placée sur l'hypogastre, si le doigt introduit par le vagin imprime des mouvements à l'utérus, ils sont perçus par la main du dehors, et il devient possible de cette manière, non-seulement de reconnaître que l'on touche en effet la matrice, mais encore de la mesurer, d'en constater la forme, la consistance ; d'être presque dans la position où l'on serait si l'utérus était placé sur une table, et qu'on dût l'examiner les yeux fermés.

Toutes les fois qu'à la suite d'une exploration pratiquée de la sorte, et avec toute l'attention désirable, la main de l'hypogastre ne trouve rien, on peut avoir la certitude que l'utérus ne renferme pas de tumeur, qu'il n'est pas plus volumineux qu'à l'état ordinaire ; on ne peut alors songer qu'à une déviation, à une inflexion.

Du reste, quand on est une fois familiarisé avec ce mode d'exploration, on parvient aisément à sentir le doigt dans le vagin avec la main de la région hypogastrique ; la recherche est alors si complète et si sûre, qu'il n'est pas possible qu'une tumeur échappe aux investigations du chirurgien.

En résumé, la matrice est facile à explorer, principalement dans la moitié antérieure du bassin. On pourra, dans la généralité des cas, la saisir, la mesurer, examiner si elle présente des déviations à droite ou à gauche ; si elle est pliée dans un sens ou dans l'autre ; si elle conserve sa mobilité, sa consistance, sa forme ; en un mot, si elle est ou non dans son état physiologique.

On ne saurait trop insister sur la nécessité et l'importance d'un exercice fréquent de cette exploration. Ce n'est qu'à la condition d'en acquérir une habitude suffisante qu'on pourra établir avec certitude le diagnostic des altérations de la matrice. L'opinion générale sur l'existence des engorgements n'est difficile à détruire que parce qu'il n'est pas aisé de démontrer, sans l'exploration sus-indiquée, qu'il s'agit de déviations et non d'engorgements. Par le toucher vaginal, en effet, le praticien percevant quelque chose qui lui donne l'idée d'une tumeur, d'une augmentation de volume, est forcément conduit à l'idée d'un engorgement ; mais s'il explore la matrice comme je le recommande, il ne tardera pas à acquérir la conviction que ce qu'on a dit des engorgements en général s'applique tout simplement à des déviations (1).

Je me doute que la personne qui a *inventé* ces engorgements ne sera pas de mon avis ; mais je n'en dis pas moins qu'il est temps que l'on cesse de traiter les femmes de maladies qu'elles n'ont pas.

Comment se fait-il que les praticiens n'aient pas reconnu déjà que les prétendus engorgements de la matrice ne sont autre chose que des déviations ? qu'y aurait-il d'extraordinaire aussi à ce que l'utérus fût le siége de ces engorgements si fréquents ?

J'ai répondu à la première question précédemment ; et

(1) Le lecteur ne doit point perdre de vue que tout ceci date de 1845.

la réponse à la seconde me paraît extrêmement facile. On ne trouve pas d'exemples, sur le cadavre, de ces prétendus engorgements, et il n'en existe certainement pas un seul sur une proportion considérable : je veux parler des engorgements *purs, simples*, et j'entends par là une *hypertrophie* constituant un état *pathologique*; mais seule, sans *dégénérescence*, sans *maladie notable* de l'organe; certes, de ceux-là, on n'en trouve pas un sur cent.

Les praticiens qui parlent tant de ces engorgements, les trouvent sur la femme vivante, mais ils ne les montrent pas à l'autopsie, sur la table; on n'objectera pas sans doute qu'ils guérissent tous; d'ailleurs, il y a bien quelques femmes qui succombent à d'autres maladies, tout en conservant de ces engorgements, puisqu'ils sont, dit-on, d'une fréquence extrême; or puisqu'on n'en montre pas, c'est au moins déjà une présomption qu'il existe quelque erreur là-dessous.

Mais une autre raison tirée de l'analogie n'a-t-elle pas aussi un grand poids? Voit-on fréquemment l'engorgement des organes parenchymateux? L'engorgement du testicule, l'engorgement pur et simple, l'hypertrophie seule, est-elle donc une chose fréquente ? Assurément non. C'est un état rare. Les mamelles deviennent-elles le siége d'une lésion analogue? On y observe des abcès, des inflammations très communes, mais de l'engorgement pur, c'est fort rare. Quand la mamelle est enflammée, sans doute il existe de l'engorgement pendant quelques semaines; sans doute aussi on observe là des dégénérescences qui peuvent en être la suite; mais peut-on dire scientifiquement, par exemple, comme on l'a fait, que les mamelles sont souvent le siége d'*engorgements?*

Pour les praticiens exercés, le mot engorgement ne signifie rien ; ils admettent ceux-là, des squirrhes, des encéphaloïdes, etc. Quand une mamelle présente un volume anormal, et qu'on qualifie cette tumeur d'engorgement, cela signifie que l'on est dans l'ignorance complète de la nature de la maladie.

Dans les autres viscères, trouve-t-on des engorgements fréquents ; dans les poumons, par exemple ? Évidemment non encore.

Pour quelles raisons l'utérus serait-il plus sujet que les autres à une hypertrophie pathologique ? Mais d'ailleurs, est-ce qu'une hypertrophie seule, simple, constitue une maladie ?

Dans certains pays, aux Indes, au Brésil, on trouve des sujets qui ont les testicules doubles du volume ordinaire ; c'est là une hypertrophie simple. Est-ce une maladie ? La mamelle, telle que la présentent certaines femmes, hypertrophiée soit dans la graisse, soit dans la glande, peut gêner par son volume ; mais est-ce donc une maladie ?

On le voit, les preuves s'accumulent pour faire repousser l'idée de ces prétendus engorgements ; et l'exploration directe, pratiquée convenablement, ne les ferait pas rejeter, que la théorie élèverait déjà, à l'égard de leur existence, de justes doutes dans les esprits droits. D'ailleurs l'expérience m'autorise à considérer ces engorgements supposés comme autant de déviations. Je vois chaque jour des femmes qui ont consulté plusieurs médecins, soit ensemble, soit séparément, qui ont été traitées longtemps pour un engorgement de matrice, et qui ne présentent autre chose qu'une déviation quelconque; et de ces femmes, je n'en ai point observé quelques-unes, mais bien par centaines; il n'y a pas de jour où je ne puisse vérifier ces assertions, soit ici, soit en ville, soit dans mon cabinet.

Je n'ignore pas qu'on peut me poser cette objection : Comment se peut-il qu'une simple déviation de l'utérus produise des symptômes pareils à ceux qu'on attribue aux engorgements ? Comment un simple attouchement du même organe fait-il naître des convulsions, des cris? demanderons-nous à notre tour. Tout ce qui vient de cette région, chez les femmes, est empreint d'une exagération évidente. Il existe d'abord une difficulté réelle pour savoir si les douleurs sont aussi vives que les femmes le disent. D'ailleurs, les déviations ne déplacent-elles pas un grand nombre de filaments nerveux ? le plexus rénal et le grand sympathique lui-même ne sont-ils pas remués? Que la femme exagère un peu alors ce qu'elle éprouve et tout s'explique.

Quoi qu'il en soit, il ressort de ce que je viens de dire : 1° la possibilité de l'exploration exacte de la matrice par l'hypogastre et le vagin ; 2° la négation de l'existence commune des engorgements.

Avant de songer au pronostic des inflexions utérines, il n'est pas sans intérêt de dire quelques mots d'une complication qu'on rencontre quelquefois et qui peut en imposer pour l'affection dont il s'agit ici : je veux parler des difformités de la matrice. Avec un utérus double, et les exemples n'en sont pas excessivement rares, si, par hasard, une femme éprouvait les symptômes indiqués précédemment, on pourrait croire à une déviation qui n'existerait pas en réalité. Chez une malade que vous avez sous les yeux, en ce moment, il y a véritablement deux cols séparés par une cloison ; l'un d'eux paraît plus large que l'autre, et semble avoir servi à la génération ; mais l'égalité parfaite de volume entre les deux corps utérins autorise à ne pas croire à une grossesse antérieure. J'ai vu, du reste, sur le cadavre, plusieurs fois, une disposition semblable ; j'ai pu observer aussi quelques dames qui la présentaient. Chez deux d'entre elles, cet état coïncidant avec une impossibilité complète d'avoir des enfants, bien qu'elles en désirassent vivement, m'avait fait penser que ce pouvait être là une cause de stérilité. Quoi qu'il en soit, il faut songer à cette difformité pour éviter l'erreur qu'elle pourrait faire commettre.

Cela dit, abordons le pronostic et le traitement des inflexions. Chacune de ces deux parties de l'histoire des inflexions utérines, le pronostic et le traitement, doit de toute nécessité être envisagée sous deux aspects, selon qu'elles se présentent dans l'état de gestation, ou au contraire chez des femmes qui ne sont point enceintes. »

« *Pendant la grossesse*, en effet, les accidents, ayant frappé les esprits, ont été étudiés avec soin depuis Grégoire et Hunter, et les exemples en sont parfaitement connus ; chez les secondes, au contraire, c'est une question restée neuve encore. L'inflexion utérine, chez la femme enceinte, est d'un pronostic grave : c'est généralement vers deux ou trois mois qu'elle s'établit ; et jusqu'à deux mois, quand elle est survenue plus tôt, elle ne cause que peu d'accidents ; mais à trois mois, les inconvénients qu'elle cause commencent à devenir véritablement sérieux. L'utérus, qui jusqu'à cette époque s'était développé dans l'excavation, tend alors à s'élever au-dessus du détroit supérieur ; sa position fléchie s'y opposant, et son volume continuant à augmenter chaque jour, il en résulte bientôt des pressions sur tous les organes contenus dans le bassin, sur le rectum, la vessie, les vaisseaux, les nerfs ; ces pressions amènent de la réaction générale, et l'état de la femme devient tout à fait inquiétant. Il y a plus : cette position de la malade tend à s'aggraver chaque jour ; à mesure que la matrice augmente de volume, le détroit supérieur, plus rétréci que l'excavation, ne peut plus lui donner passage ; le viscère est dans l'impossibilité de remonter au-dessus, alors arrive la rétention d'urine, *voire* même la rupture de la vessie, l'accumulation des matières stercorales, des coliques, la péritonite ; cette pression sur les organes du bassin fait en outre naître un besoin irrésistible de pousser, d'où la possibilité de certaines déchirures.

On cite ainsi des faits extrêmement bizarres et tout à fait extraordinaires : on a publié entre autres, dans la *Presse médicale*, l'histoire d'une femme qui finit par expulser en entier, par le vagin, sa matrice en état de gestation ; une rétroversion avait fait naître une envie irrésistible de pousser. J'ai vu, avec le docteur Bonnis, rue du Petit-Lion, une femme enceinte de 3 à 4 mois, atteinte de rétroflexion, et qui fut prise d'un besoin de pousser, comme si elle eût voulu accoucher. Dans l'intervalle des efforts, nous ramenions le col en arrière ; mais toute la force que nous pûmes employer n'empêcha pas le renversement de se reproduire ; l'expulsion du produit de la conception finit par avoir lieu, mais les efforts n'en continuaient pas moins, et il fallut pendant huit jours redresser l'utérus plusieurs fois par jour ; une péritonite se déclara, et la malade mourut.

Le pronostic de l'inflexion utérine chez une femme enceinte est donc grave. Souvent elle amène l'avortement; toujours alors on se trouve dans une position difficile : il y a là un cercle vicieux dont on ne sort qu'avec peine ; car une fois la fausse couche imminente, il faudrait des contractions pour chasser l'œuf; d'un autre côté, les contractions des muscles abdominaux augmentent la courbure de l'utérus. Il faut dire, cependant, que quelquefois la déviation disparaît seule, la matrice se relevant d'elle-même. Une femme amenée dans mon service a vu, dans une seule nuit, la déviation cesser complétement. J'ai vu un autre exemple chez une femme enceinte de trois mois ; elle sentit *quelque chose* qui se dérangeait, dit-elle, et la matrice se trouva remise en place sans qu'aucune manœuvre eût été tentée.

Une inflexion de l'utérus chez les femmes grosses peut donc amener des accidents graves, rétention d'urine, déchirures, péritonite, etc., la mort même ; elles peuvent aussi être suivies du rétablissement de l'organe dans ses rapports naturels avec les viscères voisins. »

« *Hors l'état de grossesse,* les inflexions de la matrice constituent plutôt, à proprement parler, une difformité qu'une maladie. Cependant les femmes qui en sont atteintes se plaignent, sont malades, accusent des souffrances continuelles, et passent souvent leur vie dans une espèce d'étiolement qui finit par avoir ses dangers. Un grand nombre d'entre elles maigrissent et restent dans un état maladif presque continuel, sans cependant qu'aucun organe se trouve gravement affecté; quelques-unes finissent aussi par contracter certaines maladies qui les font mourir.

Leurs digestions sont difficiles. Sujettes aux syncopes, elles ont de là répugnance au mouvement, ne peuvent marcher, accusent des flueurs blanches, des irrégularités dans la menstruation, une respiration embarrassée. Mais il ne faut point oublier que chez beaucoup de ces malades le cerveau, l'imagination, jouent un rôle qui vient s'ajouter aux véritables douleurs physiques. Les femmes atteintes d'inflexion de l'utérus n'éprouvent donc pas toutes les mêmes symptômes. Chez celles qui, comme on le dit vulgairement, ne s'écoutent pas, l'inflexion ne donne lieu à presque aucun signe de son existence. Chez les autres, au contraire, soit par organisation, soit par désœuvrement, le besoin de s'examiner, d'étudier ce qui se passe en soi étant irrésistible, la plus petite douleur devient horrible; elles s'écoutent vivre, pour ainsi dire, et s'exagèrent la moindre souffrance. En effet, il n'est guère d'être humain qui, en se conduisant de la sorte, ne finisse par croire qu'il porte en lui quelque maladie grave. Quand les femmes en sont arrivées à se persuader qu'elles sont prises de ce côté, si l'on vient à parler devant elles de cancer, de tumeur, d'ulcère, plus elles vont, plus s'enracine en elles la croyance d'un état sérieux. Absolument et hors l'état de grossesse, dégagées des troubles exagérés par l'imagination, les inflexions utérines sont d'un pronostic peu grave; mais en y joignant ce rôle joué par le cerveau, elles amènent des dangers réels.

Le cerveau laissé de côté, quelle gravité réelle présentent cependant les inflexions ?

La matrice infléchie provoque certaines perturbations dans quelques fonctions ; elle fait naître un sentiment de compression sur le rectum et la vessie. Il peut en résulter une fatigue qui devient extrêmement pénible. Il peut paraître étrange qu'une lésion, en apparence si légère, produise un *effet si pénible*. Mais combien de causes plus minimes encore suffisent pour faire souffrir, pour rendre malheureux l'individu soumis à leur influence ! Un cil en contact avec la conjonctive ne tourmente-t-il pas horriblement? Quoi d'étonnant après tout que la matrice fléchie amène une sensation pénible par les pressions qu'elle exerce? Sans doute l'action de la vessie et du rectum ne sera entravée que faiblement, mais elle le sera pourtant. Dès lors, des efforts plus considérables seront nécessaires pour la *défécation* et l'expulsion des urines, efforts qui tendront encore à augmenter la déviation, qui, à son tour, rendra plus difficiles la mixtion et les selles. De tout cela, il pourra résulter des irritations lentes qui amèneront des adhérences dans le ventre entre les intestins, une sorte de paralysie de la vessie, etc.

De plus, la matrice déplacée peut donner lieu à des tiraillements douloureux, incommodes, dans les ligaments larges, les ligaments ronds. De là un retentissement sur le grand sympathique, sur le système cérébral, et qui explique tout ce que peuvent éprouver alors les femmes. Enfin, un coude indélébile de l'utérus. n'est-il pas une cause de perturbation dans les fonctions menstruelles et génératrices ?

On rencontre des femmes d'ailleurs bien constituées qui restent stériles, quelque désir qu'elles aient d'avoir des enfants. Il n'est pas douteux que certaines de ces stérilités ne tiennent à des déviations utérines, mais moins souvent à des antéversions ou des rétroversions qu'à des inflexions. L'impossibilité de la fécondation, dans ce cas, paraît toute mécanique : l'angle que forme l'utérus coudé efface plus ou moins la cavité du col, naturellement étroite. On comprend que, plus le calibre du canal sera petit, plus la fécondation deviendra difficile : il en sera de même pour l'écoulement du sang menstruel. Ainsi donc, les inflexions utérines sont, sinon une cause absolue de stérilité, au moins un obstacle pouvant empêcher la conception. C'est là un fait grave au point de vue social. Qui ne sait quel immense intérêt s'attache souvent dans les familles à la naissance d'un enfant ?

J'ai vu deux dames, dans l'espace de deux mois, qui, mariées, l'une depuis sept ans, et l'autre depuis cinq, avaient grand désir de devenir enceintes, et étaient d'ailleurs dans des conditions excellentes ; mais l'une était affectée de rétroflexion, l'autre d'antéflexion. J'introduisis une tige dans l'utérus, et je parvins ainsi à redresser l'organe ; l'une est accouchée depuis cette époque, et l'autre va accoucher incessamment. Quant aux menstrues, leur difficulté amène des douleurs, des coliques ; je crois que ces symptômes tiennent à ce que le sang a de la peine à se créer un passage. En petit, il se passe alors ce qui arrive dans une fausse couche ; j'ai vu beaucoup de dames où cela paraissait évident ; chez quelques-unes les règles commençaient par se déranger, et finissaient par ne plus venir. S'il s'agit de simples déviations, tous ces phénomènes peuvent se montrer également ; ils sont moins fréquents, cependant : on comprend néanmoins qu'ils soient possibles. Lorsque le col se trouve derrière le pubis, par exemple, sa position est moins favorable

pour la fécondation ; car bien qu'on cite des femmes im-
perforées devenues enceintes, cela doit être très rare.

Il est évident qu'il ne faut pas faire entrer dans le
pronostic des inflexions de l'utérus toutes les maladies
qui les viennent compliquer ; il n'est aucune affection
qui ne puisse se montrer avec elles. Ainsi, nous avons
dans les salles, en ce moment, trois femmes : l'une porte
une tumeur et une inflexion ; l'autre un rétroflexion pure,
mais le corps de l'utérus est extrêmement volumineux :
il y a probablement une tumeur, un corps fibreux ; la
troisième est entrée pour des pertes, nous avons trouvé
chez elle une latéroflexion. Il est clair que, dans ces
trois cas, le pronostic de l'inflexion disparaît devant celui
de la maladie principale.

Excepté chez les femmes enceintes, la thérapeutique
des déviations utérines est la partie de l'histoire de ces
affections la moins étudiée et la moins avancée. On ne
trouve, en effet, presque rien d'écrit sur les moyens propres à remédier, soit aux déviations proprement dites
(antéversion, rétroversion) soit aux inflexions de la matrice ; et pourtant c'est, certes, une question fort importante, et qui mérite qu'on s'en occupe sérieusement.

D'abord, on n'entrevoit guère la possibilité de guérir
ces déviations. Comme il s'agit d'un phénomène mécanique, il est certain que les médications, les ressources
pharmaceutiques n'y pourraient absolument rien. C'est
donc aux ressources mécaniques seules que l'on doit songer, et encore s'aperçoit-on bien vite, en y réfléchissant
un peu, que ces ressources doivent être d'une application
fort difficile. »

BULLETIN DE THÉRAPEUTIQUE, 1846, t. XXXVIII, p. 359,
par MM. MIQUEL et DEBOUT.

*Sur les granulations et l'étroitesse de la cavité du col de
l'utérus ; — moyens qu'on peut opposer à ce genre
d'affections.*

« Depuis plusieurs années déjà, M. Velpeau a signalé,
dans ses leçons à l'hôpital de la Charité, un état du col
utérin qui ne paraît pas avoir fixé suffisamment l'attention des praticiens. Ce chirurgien a remarqué que l'état
granuleux, généralement bien étudié dans la portion
libre ou vaginale de l'organe, est presque constamment
négligé dans la cavité même du col. Aussi arrive-t-il
fréquemment qu'après avoir traité convenablement d'ailleurs, et souvent même guéri les maladies du museau de
tanche, on voit quelques-uns des accidents qui tour-
mentaient d'abord les femmes, se maintenir, continuer,
et, dans quelques cas, s'aggraver.

Ceci tient, selon M. Velpeau, à ce que l'état granuleux
ou exulcéreux, que le spéculum avait permis de constater sur les lèvres du col où on l'a éteint, existait aussi
à l'intérieur de l'organe où il se maintient. On conçoit,
en effet, que si les médicaments ne sont portés que sur
la portion vaginale du mal, les accidents n'en continue-
ront pas moins, entretenus qu'ils seront par la partie
granulée qui ne se voyait pas, qui se trouvait cachée
dans la cavité du même organe.

A cette particularité, il convient d'en ajouter une
autre, qui paraît plus neuve, à savoir, que la portion du
col utérin, connue et décrite sous le nom d'orifice interne,

c'est-à-dire l'espèce d'isthme qui fait communiquer la cavité de l'utérus avec la cavité du col, est susceptible de certains rétrécissements ; il y aurait là, selon M .Velpeau, quelque chose d'analogue aux coarctations de l'urètre. *A priori*, un pareil état semble assez naturel ; le tissu de l'utérus est si dur naturellement, si épais, si dense, l'orifice dont nous parlons est si peu large, que, hors l'état de grossesse, on serait plutôt surpris de l'impossibilité que de la réalité du rétrécissement maladif d'un pareil orifice.

M. Velpeau admet donc que l'orifice interne du col de l'utérus peut être rendu trop étroit, soit par des granulations, soit par un peu d'épaississement de la surface muqueuse, soit par resserrement du tissu propre de l'organe, soit de toute autre façon. Il admet ensuite que ce rétrécissement peut être cause de deux ordres d'accidents. Peut-être, dit ce chirurgien, la stérilité de certaines femmes dépend-elle d'une étroitesse trop grande de l'orifice interne du col utérin ; peut-être, d'un autre côté, est-ce à cette étroitesse qu'il faut attribuer l'état douloureux où se trouvent quelques femmes pendant la menstruation, les coliques qu'elles éprouvent au moment où le liquide menstruel vient à passer de l'utérus dans le vagin. Il croit encore que cette étroitesse, rendant plus difficile l'expulsion au dehors des glaires, des mucosités que sécrète l'intérieur de l'utérus, amène des rétentions qui doivent être cause d'un certain nombre de maladies, servir de point de départ à des accidents dont on cherche souvent sans succès l'origine et la source.

Toujours est-il que M. Velpeau attaque depuis assez longtemps déjà ces deux états particuliers, les granulations de l'intérieur du col et le rétrécissement de l'orifice supérieur de cette cavité, par des médications assez énergiques.

1° *Granulations de l'intérieur du col.* — Pour lui, le meilleur traitement des granulations de l'intérieur du col, c'est la cautérisation avec le nitrate acide de mercure. Ce moyen n'a rien de nouveau sans doute, puisqu'il est généralement mis en usage pour le même état morbide sur la portion libre du col depuis près d'un demi-siècle; mais M. Velpeau l'emploie pour les granulations de l'intérieur du col avec une hardiesse et une constance de résultats satisfaisants qu'il nous paraît bon de faire connaître. Il n'envisage pas d'ailleurs la cautérisation en pareil cas tout à fait de la même manière que ses devanciers : ainsi il ne cautérise pas indéfiniment jusqu'à ce que rien n'apparaisse plus dans l'organe malade; trois, quatre, cinq cautérisations au plus lui suffisent; il fait même remarquer que si l'on attendait, pour ne plus cautériser, que l'état ulcéreux eût disparu, ce serait à n'en jamais finir, puisque le caustique lui-même provoque cet état et l'augmente.

Le caustique, en pareil cas, a pour but non pas de cicatriser les érosions, comme beaucoup de personnes semblent le croire, mais bien de modifier les surfaces, de mettre à la place d'un état granuleux qui ne se cicatrise pas une plaie superficielle qui se cicatrise ensuite avec beaucoup de promptitude et presque constamment. M. Velpeau cautérise, d'après ce principe, une fois tous les huit jours, pendant un mois ou six semaines. Pour cela, il se sert d'un petit pinceau de charpie fixé au bout d'une tige de bois longue et mince; ce pinceau doit être assez dur. On l'imbibe modérément du caustique, puis à l'aide du spéculum. On l'introduit dans le col jusqu'à 1, 2, 3 centimètres de profondeur ; un peu d'eau est aussitôt injectée jusqu'au fond du spéculum pour absorber les parcelles de caustique qui pourraient agir sur les tissus voisins ; un bain entier est donné une heure ou deux après. La femme reste tranquille ce jour-là, et dès le lendemain elle peut reprendre avec ménagement ses habitudes de la vie ordinaire. On recommence au bout de huit jours, et ainsi de suite jusqu'à la fin. Des injections, émollientes d'abord, détersives ou astringentes ensuite, doivent être associées à ce genre de traitement. Il suffit, la dernière cautérisation étant opérée, de continuer les injections vinaigrées ou aluminées pendant quinze jours ou trois semaines, pour que toutes les surfaces touchées se cicatrisent et se trouvent guéries.

M. Velpeau n'a pas trouvé jusqu'à présent de cas rebelle à ce traitement en dehors des affections organiques cancéreuses ou autres, des ulcérations scorbutiques, du boursouflement du col ; quand il ne s'est agi enfin que de l'état granuleux ou exulcéreux simple de l'utérus, état qui constitue sans contredit les neuf dixièmes des maladies du col, dont on s'occupe généralement dans la pratique. C'est d'ailleurs là un sujet qui aurait besoin d'être traité longuement, et sur lequel nous reviendrons quand l'occasion s'en présentera.

2° *Rétrécissements.* — Voici ce que M. Velpeau a imaginé contre le rétrécissement du col de l'utérus. Il commence par introduire jusque dans la matrice une petite sonde armée de son mandrin ; quelques jours plus tard, il emploie une sonde un peu plus forte, et ainsi de suite jusqu'à ce que le passage soit convenablement dilaté et devienne libre. Cette sonde lui sert d'ailleurs à faire des injections soit émollientes, soit détersives, soit médicamenteuses, dans l'intérieur de l'utérus, dont il lave et nettoie ainsi la cavité.

Cela fait, s'il soupçonne quelque maladie, il porte le caustique jusque dans cet orifice coarcté, absolument comme pour les granulations dont nous venons de parler. Il s'agit, en un mot, dans ces cas, d'appliquer à l'orifice interne du col de l'utérus les différentes méthodes thérapeutiques employées depuis si longtemps contre les rétrécissements de l'urètre. Il est de fait qu'à la Charité ces méthodes ont semblé produire des résultats très avantageux chez beaucoup de femmes, et qu'il paraît y avoir dans ce point de pratique quelque chose qui mérite de fixer l'attention et d'être soigneusement étudié. Nous y reviendrons, et nous tiendrons nos lecteurs au courant de ce qui concerne cette question. »

DE LA RARETÉ DES ENGORGEMENTS

ET DE LA FRÉQUENCE

DES DÉVIATIONS DE L'UTÉRUS.

DISCOURS PRONONCÉ A L'ACADÉMIE DE MÉDECINE

LE 9 OCTOBRE ET 6 NOVEMBRE 1849.

La présente notice contient la substance des allocutions que j'ai prononcées à l'Académie de médecine, en octobre et novembre derniers, dans la discussion relative aux maladies de l'utérus. J'y ai ajouté, en forme d'appendice ou de *post-scriptum*, un mot d'explication rendue nécessaire par ce que m'a objecté un des orateurs venus après moi, et auquel je n'ai pas pu répondre. Le sujet aurait exigé bien d'autres développements sans doute, mais on comprendra qu'il ne s'agit ici que d'une simple discussion académique, et que, par conséquent, je n'ai point eu l'intention de rédiger un Mémoire sur les questions en litige.

4

En provoquant la discussion qui occupe l'Académie en ce moment, je savais bien que des objections nombreuses me seraient adressées; je ne m'abusais pas au point de croire que mes propositions sur les engorgements et les déviations de l'utérus seraient admises ici sans contestation. On ne heurte pas ainsi les opinions reçues sans produire de lutte ou de réaction. Mais, avant de reprendre ce qui a été dit par mes honorables adversaires jusqu'à présent, il importe de bien poser la question (1).

Et d'abord, on m'a répondu comme si j'avais nié l'existence des engorgements de l'utérus d'une manière absolue, comme si j'en avais nié jusqu'à la possibilité. Ce n'est point du tout là ce que j'ai dit. Nous ne connaissons pas les *limites du possible*, et il n'est jamais entré dans mon esprit de nier la *possibilité* de quoi que ce soit. J'ai annoncé, dès le principe, que je n'entendais parler, pour le moment, que des engorgements du *corps* de l'organe, et non de ceux du col, dont je me réservais de traiter plus tard; j'ai ajouté aussitôt qu'il était douteux pour moi que ces engorgements existassent, que je n'en avais pas vu, que j'en demandais en vain un exemple sur le cadavre depuis vingt ans, et qu'on s'en était laissé imposer sur ce point par toutes sortes de maladies, par des déviations, des inflexions de l'utérus en particulier. Enfin, pour éviter toute équivoque, j'ai pris la précaution d'avertir qu'il s'agissait pour moi de l'engorgement *chronique, simple, essentiel*, primitif, indépendant de toute autre lésion ou altération notable, étranger, par exemple,

(1) Le lecteur voit par là que j'avais déjà pris la parole dans une autre séance, et que nous n'en sommes plus au début de la discussion.

aux cancers, aux polypes, aux corps fibreux, aux kystes, aux tubercules, aux tumeurs de toute espèce, aux fongosités, aux granulations, aux ulcères, aux inflammations, etc. Tel est donc le champ où il convenait de me suivre pour éclairer la question.

Que m'a-t-on opposé? M. Roux me blâme d'avoir porté un défi à la science, et soutient que les défis de Pibrac, Delpech, A. Cooper, ont tourné à la confusion de leurs auteurs.

Or je n'ai point porté de défi; j'ai simplement manifesté un vœu, adressé une prière à nos confrères; au lieu de nier absolument, je me suis borné à dire que les engorgements étaient rares, que tels que je les avais définis, *on n'en rencontrerait pas un sur cent* (1). En parlant ainsi, je n'ai rien à rétracter de ce que j'ai avancé précédemment; c'est une opinion, en effet, que j'ai professée une infinité de fois à ma clinique depuis quinze ou vingt ans, et qui a été reproduite à plusieurs reprises dans divers journaux, dans la *Gazette des hôpitaux* en particulier (1845, p. 314, 338, 351, 370), par M. le docteur Pajot, professeur distingué d'accouchements; après tout, le défi qu'on me reproche ne m'embarrasserait guère, et je me contenterais volontiers, à cette occasion, du succès de Pibrac, de Delpech, d'A. Cooper.

Au fait, quelle a été la prétention de ces chirurgiens? Du temps de Pibrac, on croyait *généralement* que les fractures de la rotule se guérissaient par *juxtaposition*,

(1) C'est-à-dire que sur 100 femmes dont l'état serait intitulé *engorgement* de la matrice par l'école de Lisfranc, il y en a au moins 99 qui se trouvent atteintes de déviation utérine ou de quelques-unes des lésions indiquées plus haut.

par un cal osseux, comme les autres fractures. Eh bien, Pibrac soutint que cela n'était pas ; que la consolidation des fractures transversales de la rotule ne se faisait que par le moyen d'une substance intermédiaire. Maintenant, je le demande, n'est-il pas clair comme le jour que Pibrac avait raison ; que la soudure par contact immédiat des fractures de la rotule est aussi rare qu'on la croyait fréquente ? N'est-il pas vrai aussi, n'est-il pas démontré aujourd'hui que la guérison *sans raccourcissement* des fractures du col du fémur, que la consolidation de ces fractures, quand elles ont lieu à l'intérieur de la capsule, sont des exceptions rares ; que ce double résultat est aussi rare qu'on le croyait fréquent à l'époque de Delpech et d'A. Cooper ? Je n'en demande pas davantage pour les engorgements de l'utérus. Si je parviens à démontrer qu'ils sont aussi rares qu'on les croit ou qu'on les croyait fréquents, j'aurai atteint le but que je me proposais ; car c'est là, j'en ai la conviction, l'exacte vérité.

Quand Dupuytren vint dire, il y a trente ans, qu'il n'existait point de luxations du poignet, on cria de toutes parts au paradoxe. Nier l'existence d'une maladie extérieure, physique, dont J.-L. Petit, Duverney, Hévin, Desault, Boyer, après tant d'autres, avaient fait quatre espèces avec leurs symptômes, leurs dangers, leur mode de réduction, leur traitement ! Cependant, qui ne sait, de nos jours, que ces prétendues luxations ne sont que des fractures de l'extrémité inférieure du radius ? Est-ce à dire pour cela que les luxations du poignet soient absolument impossibles sans fractures ? En aucune façon, mais tout simplement qu'elles sont pour le moins aussi rares qu'on les croyait fréquentes. Ainsi donc, sur ce premier chapitre, je n'ai rien à retrancher de ce que j'ai soutenu en commençant.

Voyez, d'ailleurs, l'embarras des défenseurs de l'engorgement. Qu'est-ce que c'est pour eux que l'engorgement de la matrice? Pour M. Roux, c'est un état qui n'est ni de l'hypertrophie, ni de la phlegmasie chronique ; c'est quelque chose d'*intermédiaire* à l'inflammation et à l'hypertrophie! Que les praticiens se tirent de là s'ils peuvent. Quant à moi, il me semble que si les femmes n'avaient pas d'autre engorgement à craindre que celui-là, il ne serait pas difficile de les en guérir.

J'avoue n'avoir pas bien saisi le sens de l'argumentation de M. Jobert, et comme je crains qu'il n'ait pas dit ce qu'il voulait dire, ou bien de l'avoir mal entendu, mal compris, je ne m'arrêterai point à le réfuter.

Reste M. Huguier, qui entend aussi, lui, l'engorgement à sa manière, qui trouve des engorgements simples, des engorgements *complexes*, des engorgements *fongueux, œdémateux, variqueux, dartreux, diphthéritiques, syphilitiques, tuberculeux*, etc. Et vraiment, à ce compte, M. Huguier doit effectivement rencontrer beaucoup d'engorgements de la matrice. Mais, en conscience, qu'est-ce que cela prouve à l'encontre de ma proposition, à savoir que les engorgements essentiels, étrangers à toute autre lésion de l'utérus sont rares?

On allègue trois sortes de preuves à l'appui de l'ancienne opinion, preuves tirées de l'analogie, preuves tirées de l'observation clinique, preuves tirées de l'anatomie pathologique. Voyons la valeur de ces différents ordres de preuves.

L'analogie. — C'est M. Roux surtout qui l'invoque. Les testicules, les amygdales, les lèvres, la langue, les paupières, le corps thyroïde, etc., sont sujets à l'engorgement, dit-il ; pourquoi l'utérus en serait-il exempt?

Peut-être devrais-je me borner à dire que la contexture de la matrice ne permet de la comparer à aucun des organes mentionnés par M. Roux, et que, par conséquent, l'existence de l'engorgement dans les uns ne prouverait pas absolument qu'on doive l'admettre dans l'autre. Mais je n'ai pas besoin de cette fin de non-recevoir. Le mot *engorgement*, à ce que je vois, est un mot vague, à l'ombre duquel on traite d'une foule d'objets fort différents les uns des autres, et qui indique un état, une époque arriérés de la science. Aujourd'hui, par exemple, que peut-il signifier dans la pathologie du testicule, puisque ce n'est, pour M. Roux, ni de l'hypertrophie, ni de l'inflammation chronique? Otez du testicule, en effet, les cancers, les tubercules, les kystes, les tumeurs fibreuses, l'orchite chronique, l'hypertrophie, et veuillez me dire ce qui restera pour l'engorgement proprement dit? De même pour les amygdales ; elles sont hypertrophiées, ou enflammées ou ulcérées, ou le siége de tumeurs spéciales. Où placerez-vous l'*engorgement* entre ces diverses maladies? Si j'osais, j'irais plus loin : j'en dirais autant de presque tous les organes, de la mamelle, du poumon, du foie lui-même. Que l'on veuille bien y regarder d'un peu près, sans prévention, sans idées préconçues, et l'on conviendra qu'il doit être difficile d'établir dans ces organes une maladie distincte, qui ne soit ni l'une ni l'autre de celles qu'on y décrit sous un autre titre.

Le mot engorgement serait-il donc synonyme d'hypertrophie? Mais à quoi bon deux noms différents pour désigner la même maladie? Ensuite, un organe hypertrophié ne gêne que par son volume ou par son poids; il est difforme plutôt que malade; aucune douleur, aucun travail pathologique ne s'y fait sentir, s'il ne s'y joint ni inflammation ni dégénérescence. Les hypertrophies du cœur, du testicule, des amygdales, etc., ne sont pas douloureuses. D'ailleurs, est-ce que l'on guérit les hypertrophies un peu anciennes et considérables? Ainsi, ce ne peut pas être de l'hypertrophie qu'on ait voulu parler en invoquant sans cesse le mot engorgement. Alors qu'est-ce donc? Un état complexe, une complication, le point de départ ou l'effet d'une foule d'autres maladies? Je le veux bien; mais, dans ce cas, il faut s'entendre. Si toute la question se réduit à une confusion dans le langage, il importe de le dire et d'en sortir; car, remarquez-le bien, cette confusion a eu et aurait encore les plus fâcheuses conséquences.

Avec un *nom* qui ne signifie rien, croyant connaître la chose, on se repose, on cesse de chercher, et l'erreur se perpétue. Bien plus, éblouis par ce nom, les praticiens ont institué une thérapeutique identique qui s'adresse à on ne sait quoi. Conçoit-on que les *fondants*, que les saignées, etc., aient chance de guérir les femmes atteintes de polypes commençants, de fongosités, de kystes, etc., et surtout de déviations de l'utérus? C'est pourtant là ce qui arrive tous les jours, si l'on prend à la lettre ce qu'en disent les partisans de l'engorgement. N'est-il pas évident, au contraire, que chacun des états englobés sous le titre d'engorgements comporte, exige une médication distincte, en même temps qu'ils diffèrent par leur gravité comme par leur pronostic ?

L'observation de chaque jour, me dit-on, démontre l'existence des engorgements utérins, et rien n'est facile comme d'en établir le diagnostic. C'est là justement ce que je conteste. Il y a près de vingt-cinq ans que des doutes me sont venus à ce sujet. Une dame du monde, madame de la N..., de la connaissance du professeur Pelletan, avait été traitée pendant treize ans, par une foule de praticiens, pour un *engorgement* de la matrice. Elle mourut ; je fus chargé d'en examiner le cadavre. Nous cherchâmes avec soin le prétendu engorgement auquel nous croyions tous. Or, il n'y avait qu'un des plus beaux exemples de rétroflexion utérine qu'il soit possible de voir. Vers la même époque, en 1826, une femme, accouchée un mois auparavant à la Maternité, vient à l'hôpital des Cliniques, où nous la soignons pour un *engorgement* de la matrice, et où elle meurt d'une péritonite. L'autopsie, faite en plein amphithéâtre, permit de constater, pour toute lésion utérine, une antéflexion des plus prononcées.

A partir de là, j'y ai regardé de près, et les occasions ne m'ont pas manqué. Dans mon cabinet, à la ville, à l'hôpital, j'ai vu, j'ai dû explorer une infinité de femmes qui avaient été soignées par d'autres praticiens, et qu'on disait atteintes d'engorgement, et je ne tardai pas à me convaincre que, chez la plupart de ces malades, la matrice n'avait pas plus de volume qu'à l'état normal ; que, chez les autres, le volume plus grand de l'organe devait tenir à quelque chose de plus grave qu'un simple engorgement.

Comme chirurgien de l'hôpital de la Pitié, j'ai vécu et pratiqué pendant quatre ans à côté de Lisfranc. J'ai même été chargé du service de ce chirurgien à plusieurs reprises. Il m'a été donné à ce titre d'examiner ses malades, d'étudier ce qu'il appelait des engorgements. J'ai pu de la sorte acquérir la certitude qu'il se trompait, que les matrices qu'il croyait engorgées n'étaient point augmentées de volume, qu'elles étaient simplement déviées ou infléchies pour la plupart.

Les méprises sont d'autant plus faciles, que, n'en ayant point la pensée, on ne songeait guère à les éviter. Voyez cependant. Sous ce rapport, toutes les affections utérines se groupent en deux catégories : les unes avec augmentation, les autres sans augmentation de volume. Pour les premières, une fois l'excès de volume établi, où est la preuve que la matrice trop volumineuse est simplement engorgée, plutôt que malade d'une autre façon? Comment, avec l'organe à nu sur la table de dissection, vous ne pouvez vous prononcer qu'après avoir tout divisé, tout morcelé, tout ouvert, et vous voulez être sûr de votre fait par suite d'une simple exploration à travers les parois du ventre ou du vagin ! Non, cela ne se peut pas.

Dans le second cas, on se trompe d'une autre manière. Si l'on touche la femme debout, ou par le vagin seulement, si une main appliquée en même temps sur l'hypogastre ne permet pas de saisir l'utérus par-dessus le pubis pendant qu'on le soutient de l'autre côté, rien n'est plus facile que de croire à un excès de volume qui n'a jamais existé ; voici comment. Arrivé au col, le doigt ne trouve rien d'anormal, je suppose ; allant un peu plus loin, il rencontre une tumeur, une saillie, soit en avant, soit en arrière, soit à droite, soit à gauche. Cette tumeur paraît dure, plus ou moins inégale et mobile ; souvent aussi elle est douée d'une assez vive sensibilité. En faut-il davantage, avec les doctrines courantes, pour faire décider qu'il y a un engorgement de la matrice? Il est pourtant vrai que presque constamment le tout se réduit alors à une simple inflexion de l'organe.

Ce genre de lésion est un fait dont j'ai acquis la preuve plusieurs centaines de fois chez des femmes de toutes les classes de la société. Ici, on n'a pas la ressource d'objecter que j'ai pu me tromper à mon tour. En effet, outre que j'ai le témoignage des ouvertures de cadavres, je puis démontrer la réalité de ce que j'avance au lit des malades à quiconque le voudra. A la différence des engorgements, les inflexions sont d'une *constatation* facile pour tout le monde. Elles constituent un fait physique, mécanique, sur la nature duquel il ne peut pas y avoir de dissidence, même avant la mort. Admettez une femme un peu maigre, ou dont les parois abdominales soient souples, et il sera toujours *possible* pour un praticien exercé de saisir la matrice par le vagin ou le rectum et l'hypogastre, de manière à pouvoir en apprécier la forme, le volume, la situation, presque avec la même précision que si on l'avait sous les yeux, à l'extérieur, sur une table. Ainsi, là-dessus, pas de doute possible. C'est un fait acquis à la pratique. De toute façon, sans ce genre d'exploration, il n'y a point de diagnostic précis possible.

M. Roux demande quel nom je donnerais à cet état qu'il a souvent rencontré, et dans lequel les femmes se plaignent de douleurs dans le ventre et dans les reins, de pesanteur sur le siége, d'un écoulement séreux ou rougeâtre, ou purulent par le vagin, etc. Ma foi, je ne sais trop. Il faudrait voir. Ce qu'il y a d'évident, c'est que cela ne peut pas être un simple engorgement ; c'est que ces malades ont, selon toute apparence, ou une métrite chronique, ou des fongosités, ou des granulations, ou quelque ulcère, ou toute autre lésion, soit dans la cavité, soit dans le tissu même de l'utérus. Mais, me dit M. Roux, ces femmes guérissent ; donc elles n'avaient qu'un engorgement. J'en demande pardon à mon honorable maître, mais la conséquence ne résulte nullement ici de la prémisse ; tout au contraire, puisque les malades guérissent, c'est qu'elles avaient autre chose qu'un engorgement, attendu qu'on ne guérit que rarement d'une *hypertrophie* de vieille date.

Ce n'est point, comme le croit M. Huguier, parce que je n'en ai point vu, que je conteste l'existence et surtout la fréquence des engorgements utérins. Je n'ai pas l'habitude de raisonner ainsi. Personne plus que moi n'est disposé à admettre l'existence de choses que je n'ai jamais vues, et que je ne verrai peut-être jamais ! D'autres motifs, on l'a déjà vu, servent de base à mes doutes.

A ma demande de preuves sur le cadavre, le même opposant répond : 1º que les femmes ne meurent pas d'engorgement, et 2º que souvent les traces de l'engorgement disparaissent après la mort. Il est vrai que l'engorgement simple ne peut guère à lui seul faire mourir ; mais les femmes atteintes d'engorgement utérin ne sont pas plus à l'abri de la mort que les autres, et rien ne s'oppose à ce que l'on examine l'utérus sur leur cadavre. Je n'accepte donc pas une pareille fin de non-recevoir. Quant à l'autre motif, j'en laisse la responsabilité tout entière à M. Huguier. Un engorgement utérin chronique, essentiel, disparaître avec la vie! On conviendra qu'un engorgement de cette sorte ne devrait pas être bien difficile à résoudre pendant la vie! Non, cet argument n'est pas sérieux.

L'exemple annoncé par MM. Moreau et Roux est-il plus concluant? J'en doute, car, en vérité, il me paraît bien difficile qu'une matrice qui avait fait naître l'idée d'un cancer, qu'on avait trouvée assez malade pour en pratiquer l'extirpation totale, ne fût le siége que d'un simple engorgement. Est-il certain qu'il n'y eût dans sa cavité ni fongosités, ni granulations, ni altération d'aucune sorte? Qu'il n'y eût point de cancer, soit; mais, quant au reste, permettez-moi d'en douter.

Restent donc les pièces que nous a montrées M. Huguier. Mais ces pièces, que peuvent-elles prouver? Dans l'alcool, dans un liquide conservateur depuis plusieurs années, depuis plusieurs mois au moins, elles ne donnent le droit à personne aujourd'hui de dire ce qu'elles offraient d'anormal au moment de l'ouverture du corps. Je me trompe. Quelques-unes d'entre elles, malgré les altérations qu'elles ont subies, permettent d'affirmer qu'il y avait là autre chose que de l'engorgement, puisqu'on y voit encore des végétations, des tumeurs, des espèces de polypes. De ce côté-là donc, rien non plus qui infirme ma proposition. Je vais plus loin; c'est qu'en acceptant comme bons, en prenant à la lettre, ou comme exacts, tels qu'il les donne, les faits annoncés par M. Huguier, je n'aurais rien à retrancher de mes interprétations. Que dit l'honorable opposant, en effet? Que, sur 2,500 cas environ de maladies de l'utérus, il n'a trouvé que

13 exemples d'engorgement du corps de cet organe. Or, combien, sur ce nombre 13, y avait-il de cas simples? C'est être généreux, je crois, que d'en admettre 5 ; 5 sur 2,500, c'est moins de 1 sur 100. Donc, en soutenant qu'il n'y a pas 1 cas d'engorgement sur 100, dans le cas où l'école de Lisfranc les diagnostiquait, je restais encore au-dessous des résultats statistiques de mes adversaires eux-mêmes.

Au demeurant, ce qui résulte de plus clair de notre discussion jusqu'ici, c'est qu'on ne sait pas bien ce que c'est que l'engorgement utérin, ni ce que l'on entend désigner par ce mot, et que la science, aussi bien que la pratique, pourrait s'en passer. Le fait étant mal ou incomplétement défini, je ne me crois pas en droit d'en nier absolument l'existence, ni surtout la *possibilité;* mais je suis sûr au moins de rester dans le cercle de la vérité en disant qu'il est rare, aussi rare, je le répète, qu'on le dit fréquent.

A présent, qu'y a-t-il chez ces femmes, si ce n'est pas un engorgement qui les tourmente? Ce qu'il y a? faut-il le dire? Eh bien, très souvent il n'y a rien du tout à l'utérus ! Une imagination frappée, une tête exaltée, un système nerveux ébranlé, une sensibilité trop vive, une extrême impressionnabilité, se rencontrent souvent, en pareil cas, chez les femmes du monde et dans toutes les classes de la population. Avec ces prédispositions, la femme a l'attention éveillée sur les maladies de la matrice par quelques exemples ou par quelques paroles, et cela suffit. A partir de là, elle se scrute de la tête aux pieds, elle s'observe du matin au soir, elle s'écoute vivre en quelque sorte, et bientôt elle se persuade qu'elle a une maladie de l'utérus. Le cancer, les ulcères, se présentent à son esprit, et en voilà bien assez pour qu'elle s'inquiète ou se tourmente jour et nuit. C'est là ce que j'ai vu, je ne sais combien de fois, et ce que beaucoup d'autres praticiens ont dû voir comme moi. Chez les autres, en dehors de la catégorie de celles qui ont la matrice volumineuse par le fait d'une maladie réelle, il y a une déviation, une des déviations que j'ai indiquées.

Et qu'on ne vienne plus révoquer en doute la possibilité ni même la fréquence de ces déviations, car rien n'est mieux démontré aujourd'hui. J'en ai tant vu et tant fait voir d'exemples, soit à ma clinique, soit en ville dans les consultations, soit à l'amphithéâtre, qu'il n'y a plus d'opposition possible sur ce point. Sur le cadavre, il est si facile d'en trouver, que M. Follin, un de mes internes, en avait rassemblé six cas dans l'espace de quelques semaines; que M. Deville, prosecteur à l'amphithéâtre des hôpitaux, en avait fait autant d'un autre côté, pendant que je l'avais aussi pour interne. A MM. Roux et Moreau, qui nient, il me suffira, j'espère, de montrer les dessins que j'ai là au nombre de quatre, et qui ont été pris sur nature : l'un par M. Estévenet, aujourd'hui chirurgien de l'hôpital de Toulouse, l'autre par M. Deville, l'autre par M. Boulard, etc., pendant que ces jeunes médecins étaient attachés à mon service de la Charité. C'est un état qui s'observe à tout âge, et dans toutes les conditions. J'en ai trouvé chez un enfant de deux ans, chez une petite fille de sept, chez une autre de seize ans, chez une foule de demoiselles adultes, chez des vierges comme chez des femmes mariées, chez les femmes stériles comme chez celles qui ont eu des enfants, dans le jeune âge comme dans la vieillesse, sans augmentation notable du volume de l'organe le plus souvent, avec un certain degré d'hypertrophie dans quelques cas.

Maintenant il convient de voir de quelle façon un pareil état peut tourmenter les femmes, et de quelle manière il est possible d'y remédier.

1° *Causes des déviations.*

Nées de causes toutes mécaniques, les déviations, les inflexions de la matrice semblent, de prime abord, ne pouvoir gêner que mécaniquement, ne pouvoir donner lieu qu'à des désordres mécaniques. Avant d'aller plus loin, il convient, cependant, d'éclaircir un doute. Parmi les partisans de l'engorgement, il en est qui admettent l'existence des déviations, des inflexions utérines. Seulement, ils croient que c'est l'engorgement qui les fait naître. A les entendre, la matrice ne descend, ne se dévie, ne s'infléchit que sous l'influence de son poids augmenté par l'excès de volume d'un point, d'une partie de son corps. En un mot, les déviations ne sont point un état primitif; elles ne sont qu'un effet, qu'une conséquence de l'engorgement.

Rien n'est exact dans cette doctrine. Sur les malades et sur le cadavre, j'ai constaté un nombre considérable de fois la réalité des déviations de l'utérus, sans que cet organe eût subi la moindre augmentation de poids ni de volume. Quand, avec la déviation, il y a de l'hypertrophie (ce que j'ai observé quelquefois, tantôt d'une manière générale, tantôt dans la paroi antérieure ou dans la paroi postérieure seulement), je suis resté convaincu que, loin d'en être la cause, l'engorgement était le résultat de la déviation. Une fois plié sur lui-même, l'utérus ne doit plus être, en effet, aussi perméable qu'auparavant aux fluides circulatoires à travers certains points, certaines régions de son tissu. De là du trouble dans ses fonctions, un travail irritatif qui peut évidemment amener de l'hypertrophie. J'avouerai, d'un autre côté, qu'à la rigueur, le développement anormal d'un point du corps de l'organe peut favoriser une des inflexions dont je parle : mais enfin, cette étiologie n'est applicable, en tout cas, que pour les exemples de déviations où il y a en même temps excès de volume ou de poids de la matrice ; et, je le répète, ces cas sont de beaucoup les plus rares.

C'est sous l'influence de vieilles phlegmasies, d'anciennes adhérences des régions ou des tissus péri-utérins, par le fait de pressions répétées, d'efforts variés, que les déviations utérines s'opèrent. La toux, le vomissement, l'action de soulever ou de porter un fardeau, de pousser quelque chose, d'aller à la garde-robe ; toute action, en un mot, qui reporte le poids des viscères sur le corps de la matrice, dont le col est naturellement mieux fixé en avant et en arrière par les ligaments utéro-sacrés ou utéro-vésicaux, expose à ce genre de lésion.

Que la matrice soit ramollie à un certain degré, comme au voisinage de la période menstruelle, ou d'une fausse couche, ou bien de l'accouchement ; que, pour se soulever ou pour tout autre motif, la femme soit obligée alors de faire un effort un peu vif, un peu brusque, et c'en est assez pour donner naissance à une inflexion de l'utérus. Il m'est souvent arrivé de remonter ainsi à l'origine du mal chez les femmes qui venaient me consulter, et j'ai la certitude qu'en y regardant de près on trouvera que c'est

par ce mécanisme que s'établit une proportion considérable de déviations.

2° *Inconvénients des déviations utérines.*

Mais laissons ce sujet, que je ne puis pas traiter ici
avec tous les détails qu'il comporte, et revenons aux accidents qui se rattachent aux déviations de la matrice.
Ainsi que je l'ai dit ailleurs il y a longtemps (voir ma
Clinique, t. III, 1841), ces déviations, par elles-mêmes,
sont fort souvent tout à fait inoffensives, et une foule
de femmes en sont atteintes sans s'en douter. Il n'est pas
impossible, cependant, qu'elles fassent naître des accidents; ces accidents sont même de trois ordres. Ils tiennent : 1° à la gêne mécanique que l'utérus dévié occasionne autour de lui dans le bassin ; 2° aux tiraillements,
à l'allongement des paquets vasculaires et nerveux qui
viennent du plexus rénal et des flancs jusque dans les
ligaments larges, tiraillements que détermine la matrice
par le renversement ou l'abaissement de son fond ; 3° au
rétrécissement de l'isthme utérin, c'est-à-dire de l'orifice
interne du col de la matrice.

1° Une fois que l'utérus, au lieu de rester parallèle à
l'axe, se met en rapport, par un mouvement de bascule
ou de flexion, avec les plans du bassin, les fonctions du
rectum, de la vessie et de tout le système nerveux ou des
vaisseaux soit sanguins, soit lymphatiques des environs,
courent évidemment risque d'être troublées. Aussi les
femmes se plaignent-elles alors d'une pesanteur sur le
siége, d'un embarras vers le fondement, de ténesme, de
constipation, de besoins fréquents d'uriner, etc., d'aga-
cement, d'engourdissement dans toute l'excavation pel-

vienne, à tel point, que quelques-unes se croient plutôt atteintes d'une maladie de l'anus ou de l'intestin que d'une affection de la matrice.

2° Étant tiraillés et abaissés, les liens qui unissent l'utérus au plexus du grand sympathique donnent naturellement lieu à de certaines réactions sur tout le système digestif, de même que sur le système nerveux tout entier. De là ces douleurs, cette fatigue *des reins*, ces tiraillements du côté des lombes et de l'estomac, cette faiblesse, cette difficulté de marcher, et ces mille formes d'incommodités qui font le tourment des malades et des médecins. Libre de s'engager un peu plus bas dans le bassin, le paquet intestinal ne joue-t-il pas un rôle aussi dans la production de pareils symptômes, en réagissant sur le foie, la rate ou l'estomac par les épiploons ou les mésentères? N'est-ce pas, je le demande, à cette série de malaises ou d'accidents que les praticiens ont affaire chez les femmes qu'on dit atteintes d'*engorgements* et qui n'ont que des déviations ou de légers abaissements?

3° Il saute aux yeux de quiconque y a un instant réfléchi que le *canal* d'une matrice coudée doit perdre de ses dimensions à l'endroit de l'inflexion, d'autant mieux que le coude ou l'inflexion s'effectue presque toujours vis-à-vis de l'orifice interne, c'est-à-dire de la partie naturellement la plus étroite du col utérin. On devine sur-le-champ qu'il y aura là un obstacle pour le passage du fluide menstruel ou de toute autre matière à expulser de la cavité de la matrice. Aussi voit-on bon nombre de malades se plaindre de douleurs, de coliques parfois fort vives dans la région utérine ou dans tout l'hypogastre aux approches des règles, et même pendant toute la pé-

riode menstruelle. Que de petits caillots se présentent
alors au passage, et il y aura des souffrances comme
pour un petit accouchement, souffrances qui cessent dès
que le corps étranger est expulsé. J'ai recueilli de nombreux exemples de ce genre. Des femmes, qui étaient dans
cet état depuis des années, en ont été débarrassées par
la dilatation du collet rétréci, dilatation que j'obtiens à
l'aide de bougies ou de sondes comme s'il s'agissait d'une
coarctation de l'urètre. En faut-il davantage pour montrer la relation qui existe entre de pareils accidents,
entre la dysménorrhée et les inflexions de la matrice?

Les rétrécissements du col utérin, qui reconnaissent
d'ailleurs beaucoup d'autres sources que les inflexions,
sont, en outre, une des causes de la stérilité, de même
que toutes les déviations elles-mêmes. Outre qu'il est
plus difficile que dans l'état naturel au liquide séminal
de gagner l'orifice libre du col, ce liquide une fois entré
est encore arrêté par la coarctation et le changement de
direction de la cavité génitale, en sorte que la fécondation, en pareil cas, doit être très difficile.

Les questions relatives à la stérilité sont délicates à
plus d'un titre, je le sais ; aussi n'en dirai-je en ce moment que quelques mots. Fondé sur la remarque étiolo-
gique précédente, j'ai traité déjà un assez grand nombre
de femmes stériles par la dilatation du col utérin infléchi
ou rétréci ; des bougies ou des sondes, petites au début,
ensuite plus grosses, ont d'abord frayé la voie à des instruments plus volumineux encore, et m'ont permis enfin
de nettoyer, de modifier la cavité utérine à l'aide d'injections de diverses sortes ou même de cautérisations
légères. Ce qu'il y a de positif, c'est que de jeunes da-

mes, mariées depuis deux, quatre, six et même dix ans, sans être devenues enceintes, n'ont pas tardé, une fois la médication que je viens d'indiquer terminée, à concevoir, à produire de beaux enfants. Si le sujet le permettait, je pourrais choisir quatre ou cinq exemples frappants de ce genre au sein de familles bien connues, soit de Paris, soit des départements.

3° *Thérapeutique des déviations utérines.*

La *thérapeutique* des déviations utérines laisse, par malheur, beaucoup à désirer, malgré sa richesse apparente, et l'on comprend que celle des prétendus engorgements n'est plus de mise ici.

Sans se rendre bien compte peut-être de ce que l'on fait, on a essayé différentes sortes de *sachets* : sachets toniques, sachets astringents, sachets émollients, etc.; depuis près de trente ans, je mets en usage des sachets de *sciure* de bois, ou de *tan*, ou de poudre de quinquina, imbibés d'infusion vineuse de roses de Provins. Comme beaucoup d'autres, je me sers aussi d'*éponges* à nu ou enveloppées d'une toile fine, et imbibées également d'une liqueur médicamenteuse; on obtient souvent ainsi du soulagement, une amélioration notable. Une sage-femme de la capitale a même imaginé de transformer ces sachets en une sorte de panacée, qu'elle affiche partout comme pouvant guérir toutes les maladies de l'utérus, les cancers compris! Mais les sachets et les éponges ne soulagent pas toutes les femmes, et, de plus, ils ne redressent pas l'organe dévié.

Une autre *médicastre* s'est acquis une sorte de vogue par un moyen assez étrange : elle frictionne le ventre dès malades avec une certaine force pendant un quart d'heure ou une demi-heure chaque jour, et d'après certaines règles qu'elle s'est imposées. Ce qu'il y a de plus bizarre, c'est que des malades atteintes de déviation depuis longtemps, et qui n'avaient rien retiré d'une foule d'autres traitements, ont été manifestement soulagées de cette façon. On conçoit pourtant que de telles frictions n'aient la puissance ni de redresser ni de relever la matrice; aussi est-ce à d'autres moyens qu'on s'est principalement adressé.

Les *pessaires* se présentent en première ligne. J'en ai essayé de toutes les sortes. Les pessaires en cuiller et de formes diverses imaginés par M. Hervez, les cuvettes de M. Tanchou, les gimblettes, les pessaires à tiges et une foule d'autres ont été mis à l'épreuve par moi. Ils ne m'ont, par malheur, que très incomplétement satisfait, et leur insuffisance est aisée à comprendre. La matrice est si mobile, si mal soutenue dans le bassin, qu'un instrument qui ne peut la saisir que par le sommet aura bien de la peine à la fixer, à l'empêcher de chavirer. Quand il ne s'agit que d'une simple antéversion ou d'une rétroversion, on s'explique à la rigueur l'utilité d'un pessaire bien adapté au genre de déviation dont la femme est atteinte. Une fois engagé dans la cavité de l'instrument, le col utérin, soulevé, redressé, remis dans l'axe de l'excavation, s'y tient d'une manière assez permanente dans quelques cas, et les malades se trouvent ainsi débarrassées de leur incommodité. Mais pour les *inflexions*, l'efficacité des pessaires est beaucoup plus contestable. Ici le col de la matrice, continuant de regarder le centre du bassin, peut être parfaitement engagé dans l'anneau de l'instrument sans qu'il en résulte le moindre redressement de l'organe, outre qu'il s'en échappe presque toujours au moindre mouvement.

Excepté dans quelques cas exceptionnels, les pessaires dont l'un des bords est plus épais ou plus élevé que l'autre pour être placé, soit en arrière, soit en avant du col, ne réussissent guère mieux, attendu que les organes et l'instrument ne conservent presque jamais les rapports qu'on leur avait donnés d'abord au delà de quelques instants. S'ils soulagent un certain nombre de femmes, je ne crains pas de le dire, c'est plus parce qu'ils servent de *support* à l'utérus qu'en redonnant une meilleure direction aux parties, quand il y a *inflexion* et non pas une déviation simple.

Mécontent des pessaires connus, j'en avais imaginé, il y a une douzaine années, qui avaient pour but d'agir directement sur la déviation. Armés d'une tige de gomme élastique longue de 5 à 8 centimètres, et destinée à *embrocher* l'utérus comme un axe, ces pessaires ne formaient qu'une moitié de disque que je tournais en avant pour les rétroflexions, et en arrière pour les antéflexions. Je me servais en même temps d'un *redresseur,* d'une tige articulée comme celle que MM. Tanchou, Pravaz et Leroy d'Étiolles ont proposé d'appliquer au redressement de la région prostatique de l'urètre. Porté courbe, soit à travers la tige du pessaire, soit à nu jusqu'au fond de la cavité de la matrice, cet instrument était ensuite redressé par degrés au moyen de quelques pas de vis. Trois ou quatre femmes ont bien supporté mes tentatives, et se sont assez bien trouvées de l'emploi de mes appareils. Mais comme il est survenu des accidents, des menaces de métrite ou de péritonite chez plusieurs autres ; effrayé, en outre, par la crainte de voir des ulcérations, des perforations s'effectuer dans le tissu utérin sous le contact permanent des tiges plus ou moins flexibles dont je viens de parler, j'ai fini par les abandonner. Peut-être cependant y a-t-il encore quelque chose à tenter sous ce rapport.

Serait-on plus heureux en portant les corps étrangers par l'anus? Une éponge préparée, un peu longue, grosse comme le doigt, enveloppée d'une chemise de toile fine, et portée sèche jusqu'au-dessus du col s'il y a antéflexion, jusqu'au-dessus du fond de la matrice s'il y a rétroflexion, opère dans le rectum un redressement notable en s'imbibant et en se gonflant. Il est seulement fâcheux que la plupart des femmes aient une répugnance très grande pour un pareil remède, qui est, en effet, d'un emploi difficile et fort incommode. Je dois en dire autant d'une vessie, plus ou moins volumineuse, qu'on introduit vide dans l'intestin, et que l'on distend en y injectant un liquide une fois qu'elle est en place.

Au demeurant, tous ces moyens, soulageant quelquefois, peuvent être essayés ; mais comme aucun d'eux ne guérit réellement, ne redresse véritablement l'organe infléchi, il est clair que la pratique a besoin de quelque chose de plus efficace. La pression d'un corps étranger, pessaire ou autre, dans le vagin, la matrice, etc., expose, en outre, à tant d'inconvénients, que je me suis demandé, il y a une vingtaine d'années, si de certaines espèces de *ceintures* ne vaudraient pas mieux. J'en fis d'abord fabriquer par madame Martin ; après vinrent celles de M. Hull, d'où sont sorties celles de MM. Duvoir et Béchard, de madame Girard, etc. Je donnais, dès 1839, la figure de la première dans mon *Traité de médecine opératoire* (1). Ce n'est pas que je pusse espérer, à l'aide de tels moyens, obtenir un redressement direct de la matrice, même quand il ne s'agit que d'une simple déviation; mais avec la plaque hypogastrique de quelques-unes de ces ceintures, celles de MM. Duvoir et Béchard en particulier, on soulève, on retient les intestins, les viscères abdominaux, dont le poids, arrêté de la sorte au-dessus du bassin, cesse de fatiguer, de presser, d'abaisser le fond de la matrice; les organes du voisinage, la vessie, le rectum ainsi débarrassés, devront mieux fonctionner, et tout le système nerveux abdominal cessant d'être agacé, les actions digestives se rétabliront, de même que tous les accidents généraux auront chance de se dissiper. On peut, de plus, associer ces ceintures à l'emploi des éponges ou des sachets vaginaux, par le moyen d'un sous-cuisse armé d'un coussin périnéal. Soutenu par le sous-cuisse, le coussin placé entre l'anus et la vulve repousse le périnée et donne ainsi à l'utérus un appui très important.

Toujours est-il que, depuis vingt ans, j'ai prescrit de ces ceintures à plusieurs centaines de femmes, qui s'en sont pour la plupart fort bien trouvées. Toutes ne les supportent pas, n'en retirent pas les mêmes bienfaits; quelques-unes même les rejettent, sont obligées d'y renoncer. Mais, en général, les malades qui consentent à les garder au moins une semaine, qui ne les repoussent pas de prime abord, au premier sentiment de gêne qui en résulte, ne tardent pas à en éprouver un tel soulage-

(1) Tome Ier, page 210.

ment qu'elles ne veulent ou ne peuvent plus s'en passer.

Quand l'utérus est abaissé en même temps que dévié, le sous-cuisse et le coussin périnéal sont utiles, de même que chez les femmes dont le bassin est très large. La ceinture seule suffit, au contraire, dans les autres cas, et surtout lorsqu'on l'emploie pour redresser ou pour relever du côté du ventre une matrice rendue volumineuse par quelque tumeur, par quelque production anormale.

En somme, les ceintures dites hypogastriques sont encore ce que j'ai essayé de mieux jusqu'ici ; ce qui ne veut pas dire que la pratique n'ait plus rien à désirer sous ce rapport, que la science soit faite sur ce point de thérapeutique.

Il est bien entendu, en outre, que tout ce que je viens de dire ne s'applique qu'au traitement mécanique, local, et ne préjuge absolument en rien les avantages que l'on peut retirer des médications générales dirigées contre les déviations de la matrice.

Col de l'utérus.

Ainsi que je l'ai annoncé dès le début de notre discussion, c'est uniquement du corps de l'utérus que j'ai entendu parler dans l'argumentation qui précède, lorsqu'il a été question d'engorgement. Ce n'est pas que je fusse disposé, comme on paraît l'avoir pensé, à admettre les engorgements du col sans contestation, à admettre surtout la fréquence de cet état pathologique dans le col, quand j'en ai révoqué en doute jusqu'à l'existence dans le corps de l'organe. Ma pensée était tout simplement, comme je l'ai fait remarquer du reste, de ne point me prononcer sur ce qui concerne le col d'abord, parce que je voulais discuter à part ce qui est relatif aux maladies de cette partie de l'organe.

Comprenez-vous les engorgements du col dans votre anathème, m'a-t-on dit? En répondant que non, que je réservais la question du col pour un autre moment, je ne croyais pas donner à mes adversaires le droit de conclure que j'admettais sans difficulté ces sortes d'engorgements.

Et, maintenant, que dirai-je donc des engorgements du col utérin? De ce que je ne les nie pas, en résulte-t-il que je les admette? Nullement; on peut ne pas admettre un fait sans pour cela en nier la possibilité. Quand on est venu accuser le chloroforme, j'ai repoussé les preuves qu'on nous donnait, sans nier pour cela que la chose fût possible. Une observation plus concluante a surgi, je l'ai admise. De même pour les engorgements utérins; dites-moi ce que c'est; faites-m'en voir, et je les accepterai. Prouvez qu'il existe un état pathologique, chronique, persistant, distinct de la phlegmasie chronique et de l'hypertrophie, qui ne soit ni le résultat ni la complication d'une autre maladie, un état pathologique, enfin, qui constitue une maladie ayant son existence à part, qui soit primitivement indépendante de toute autre affection déjà connue sous un nom spécial, et j'admettrai les engorgements. Jusque-là, il me paraît logique de rester dans mon doute, et de dire que, pour le col comme pour le corps de la matrice, les engorgements chroniques, *essentiels*, sont aussi rares qu'on les a crus fréquents, si tant est même qu'il en existe.

S'il est vrai que le volume du col de la matrice soit souvent accru, il l'est aussi qu'on peut facilement s'en laisser imposer sous ce rapport. Avec le doigt, on se trompe moins qu'avec la vue. Le spéculum est ici une source d'erreurs dont il faut être prévenu. Par son extrémité vaginale, cet instrument tend à écarter les lèvres du museau de tanche, à découvrir largement le sommet de l'utérus ; souvent, le col semble alors notablement plus volumineux qu'il ne l'est réellement. Qui ne sait, d'autre part, combien sont nombreuses les variétés que présente le volume du col de la matrice chez les différentes femmes à l'état sain ? Plus dur et plus aminci ou conique chez les unes ; mou, renflé chez d'autres ; il est tantôt régulier, tantôt inégal ; allongé dans un sens, raccourci dans un autre, comme déchiqueté chez quelques-unes ; il offre aussi des nuances presque infinies dans sa coloration et dans la longueur de sa portion libre, sans être pour cela malade.

Loin de moi la pensée de vouloir soutenir que le col utérin ne soit jamais plus volumineux qu'il ne doit être, que les maladies ne puissent pas en augmenter la masse, les dimensions ; je conteste seulement que cet excès de volume, quand il est pathologique et persistant, mérite le titre d'engorgement. Alors il y a, ou de l'hypertrophie simple, ce qui constitue une difformité bien plus qu'une maladie, ou un état congestionnel avec chaleur, douleur même, qui avoisine de bien près l'irritation, la subinflammation, état d'ailleurs tout à fait transitoire ; ou bien quelque affection concomitante plus sérieuse qui doit servir de titre à la maladie, qui doit jouer le principal rôle, et rester le point de mire du praticien. Irez-vous donner le nom d'engorgement à la maladie par cela seul que le volume d'un organe est augmenté, quand il y a en même temps ou un cancer, ou des tubercules, ou des végétations, ou des fongosités, ou des granulations, ou des ulcères, etc.?

Admettant, comme on l'a fait, l'engorgement à titre d'entité morbide, de maladie distincte, vous aurez une thérapeutique spéciale pour cette affection supposée, comme vous en avez pour la pneumonie, pour les fièvres intermittentes. Or, je le demande, ne serait-il pas ridicule de traiter de la même façon l'hypertrophie, la sub-inflammation, les granulations, les fongosités, les ulcérations, les cancers, etc., du col utérin? A moins qu'on ne parvienne à y démontrer, sans réplique, l'existence d'une maladie réelle, distincte de toutes celles que je viens d'indiquer, je persiste donc à dire qu'il est inutile, qu'il est dangereux même de maintenir, dans la théorie aussi bien que dans la pratique, l'idée d'une maladie *spéciale*, sous le titre d'engorgement.

Granulations de la cavité utérine.

Un mot encore. Pour expliquer les engorgements prétendus de l'utérus, M. Robert a parlé d'une affection qu'il semble croire nouvelle et dont il reporte la découverte à M. Récamier. Si j'ai bien entendu, cette maladie serait constituée par des fongosités, des végétations du volume d'un grain de sable, d'une tête d'épingle et même d'un grain de chènevis ou de groseille, qui tapissent quelquefois toute la cavité utérine et qui saignent au moindre contact et même sans frottement aucun.

Eh bien, là-dessus je me permettrai d'élever aussi un doute comme pour les engorgements eux-mêmes. En

mettant de côté les végétations, les fongosités cancéreuses, la description de M. Robert ne peut se rapporter
qu'aux granulations que je démontre chaque semaine à
la Charité, que j'observe chaque jour, et que j'ai décrites,
avec tant d'autres praticiens, une foule de fois depuis
quinze à vingt ans. Ici encore il est parfaitement inutile
de créer une désignation nouvelle, puisque cette maladie,
très fréquente d'ailleurs, est connue de tout le monde et
admise par tout le monde ; ce nom nouveau me semble, en
outre, avoir un véritable danger, car il a fait naître une opération que je crois inutile, que je regarde comme fort re-
doutable. Ces *abrasions*, ce *récurage* de l'intérieur de la
matrice au moyen d'une curette, d'une sorte de petite cuiller métallique, et dont parle M. Récamier, ne seront jamais
acceptés, en effet, comme des opérations inoffensives ou
dépourvues de tout danger. Leur inutilité, du moins,
est tellement manifeste, que M. Robert convient qu'elles
ne suffisent pas, que des injections et des cautérisations
doivent leur être associées. Or, des observations fort
nombreuses, des expériences très multipliées, me permettent d'affirmer qu'avec un pinceau de charpie imbibé
d'azotate acide de mercure et promené une fois par semaine dans la cavité utérine, on guérit à peu près constamment cet état granuleux et saignant des cavités
génitales. J'ajouterai que, quelquefois même, de simples
injections émollientes, calmantes, détersives, toniques
ou astringentes, suffisent pour amener la cure à elles
seules, ou du moins pour la compléter après les légères
cautérisations dont je viens de parler. Mais c'est là un
sujet pour ainsi dire surajouté à la discussion, et qui
nous mènerait trop loin si nous voulions l'examiner à

fond en ce moment. Il sera temps d'y revenir un autre jour, si l'occasion s'en présente.

Conclusions.

Je me résume et je dis :

1° L'engorgement de l'utérus, corps et col, comme *maladie distincte, essentielle, à l'état chronique et primitive*, est encore à démontrer.

2° En supposant que cet engorgement existe, il est au moins très rare, aussi rare qu'on l'a cru fréquent.

3° Outre qu'on a donné ce nom à une foule de maladies qui ont une existence avouée et dont il n'est qu'*un des symptômes*, on s'en est surtout laissé imposer par des déviations utérines.

4° Les déviations qui en ont le plus imposé sous ce rapport sont de deux ordres : les unes *sans inflexion*, les autres *avec inflexion* de l'organe.

5° Les inflexions surtout trompent, parce qu'on s'en tient trop souvent, pour le diagnostic, au toucher par le vagin ou par le rectum, la femme étant debout.

6° La malade étant *couchée* sur le dos, les muscles dans le relâchement, on arrive, au contraire, à un diagnostic certain, mathématique en quelque sorte, si le doigt qui cherche par le vagin ou par le rectum, et la main qui palpe l'hypogastre, parviennent, ainsi que cela est le plus souvent possible, à bien saisir la matrice à travers les tissus avoisinants, attendu qu'on peut ainsi apprécier exactement le volume et la consistance de l'organe.

7° Les inflexions de l'utérus sont aussi fréquentes qu'on les croit rares ; ordinairement simples, elles sont en général la cause et non l'effet de l'hypertrophie qui les accompagne *quelquefois*.

8° Elles ne sont point une maladie grave par elle-même; beaucoup de femmes en sont atteintes sans s'en douter, et les médications générales ou internes ne peuvent remédier qu'à leurs complications ou à leurs effets.

9° Parmi les moyens mécaniques et palliatifs qu'on leur oppose, les ceintures hypogastriques sont encore ce que la pratique possède de plus utile, de plus inoffensif, ou de moins incommode aujourd'hui.

10° En dehors des maladies de nature *maligne*, des *cancers* et des *tumeurs*, l'état *granuleux* soit du museau de tanche, soit des cavités du col ou du corps de l'utérus, est l'affection la plus fréquente.

11° Le meilleur traitement local, topique de cet état, se trouve dans la cautérisation avec le nitrate de mercure, et rien n'indique que le système des abrasions soit jamais nécessaire pour en débarrasser les malades.

Tel est le fond de ma pensée sur cette question importante, et le cercle dans lequel je veux rester ou me circonscrire, tant que l'on n'aura pas démontré l'inexactitude de mes propositions

A présent, est-il vrai que de telles discussions au sein de l'Académie soient absolument stériles? Je suis persuadé du contraire. Ceux qui le croient oublient que hors de ces bancs il existe un nombre immense de confrères qui nous écoutent par le moyen des journaux, et qui, n'ayant point d'opinion préconçue, partent de ce qui se dit ici pour examiner à nouveau dans leur pratique toutes les questions que nous agitons. Pour mon compte, j'ai la certitude que, par son retentissement au dehors, la discussion actuelle dissipera plus d'*engorgements* que tous les iodures, tous les fondants imaginables. Inutile d'ajouter que la question des déviations n'a été qu'effleurée, et que j'aurai à la traiter en détail ailleurs.

P.-S. Peut-être ne sera-t-il pas inutile, à présent, de rétablir deux faits dont l'origine semble vouloir se perdre au milieu de la discussion. Le premier de ces faits, c'est que les détails sur les causes, la forme, la bénignité ou la gravité et les accidents des inflexions utérines, donnés par MM. Malgaigne, Jobert, Huguier et P. Dubois, viennent confirmer non-seulement ce que j'ai dit ici de ce genre de difformité, mais encore ce que j'en ai dit et imprimé il y a quinze ans dans mon *Traité d'accouchements*, comme il y a dix ans dans le tome III de ma *Clinique*, comme dans la *Gazette des hôpitaux* (1845, p. 314, etc.), et dans d'autres journaux depuis. L'autre fait, c'est que personne maintenant ne semble avoir jamais voulu parler d'engorgements essentiels de l'utérus! Je ne demande pas mieux de mon côté, et nous voilà volontiers d'accord; mais alors pourquoi me combattre? pourquoi ne pas convenir qu'on se range à mon opinion? Si l'on admet avec moi que l'engorgement n'est qu'un symptôme, un effet, au lieu d'être la maladie essentielle ou primitive, pourquoi le prendre pour titre? Pourquoi, par exemple, se servir des expressions : engorgements fongueux, granuleux, ulcéreux, tuberculeux, cancéreux, etc., plutôt que de dire tout simplement : fongus, ulcères, cancers compliqués d'engorgement, quand il y en a?

Au demeurant, si vous m'accordez que les engorgements utérins ne sont que l'ombre, ou la dépendance, le résultat d'une autre maladie, d'un état pathologique préalable, je n'en demande pas davantage. Cela suffit, en effet, pour ruiner de tous points les doctrines professées à ce sujet depuis trente ou quarante ans. Là est toute la question, puisque, dans la thérapeutique comme dans le diagnostic, l'engorgement, au lieu de jouer le rôle principal comme par le passé, ne sera plus dorénavant qu'un objet secondaire.

Si, comme le dit M. P. Dubois (*Bulletin de l'Académie*, t. XV, p. 215), ce que j'ai contesté n'a point été mis en question, si l'engorgement tel que l'entendait Lisfranc, tel que tout le monde l'entend, est admis par moi, pourquoi donc discutons-nous? Si la controverse ne roule que sur un malentendu, pourquoi donc ne l'avoir pas dit tout d'abord? Si quelque chose a changé dans le cours du débat, il me semble que ce n'est pas moi, car j'ai défini le premier jour, comme je le fais encore aujourd'hui, l'objet dont je voulais m'occuper. Si vous entendez l'engorgement comme Lisfranc, je me vois obligé de rester en désaccord avec vous; vous ne pensez pas comme moi, où je ne pense pas comme vous, et voici finalement en quoi nous différons.

Pour Lisfranc, l'*engorgement* c'est la maladie, résultat plus ou moins éloigné d'un état sub-inflammatoire de l'utérus, et point de depart des autres lésions chroniques de la matrice.

Pour moi, l'état que vous appelez engorgement n'est pas la maladie, ne fait pas naître les autres maladies, n'est qu'un symptôme, qu'un résultat de quelques autres maladies, un effet possible de la plupart des autres affections utérines, n'est, en un mot, qu'un élément tout à fait secondaire, au lieu d'être le fait capital et primitif, dans la question des maladies de matrice.

Pour Lisfranc, quand on a *diagnostiqué un engorgement*, tout est dit.

Là où vous indiquez un engorgement, je dis, moi, il y a autre chose. Cherchez et vous trouverez, soit des corps fibreux, soit toute autre tumeur, soit quelque maladie organique, soit l'état granuleux des cavités génitales, soit une déviation, etc., etc.

Dans la doctrine de Lisfranc, la thérapeutique ne tient compte que de l'engorgement, est dirigée en entier contre l'engorgement, fait complétement abstraction de toute autre maladie.

A mes yeux la thérapeutique doit, le plus souvent, ne point tenir compte de l'engorgement, et s'attaquer au contraire à l'affection réelle dont l'engorgement n'est que l'ombre.

Au demeurant, dans l'école de Lisfranc, le mot *engorgement* sert de *titre* à presque toutes les maladies chroniques de l'utérus.

Selon moi c'est un mot qui, comme *tête de chapitre*, ne peut servir à la désignation d'aucune affection de l'utérus. Voilà de quelle façon nous sommes de la même opinion ! Que les praticiens veuillent bien prendre la peine d'y réfléchir, et qu'ils choisissent.

Il semblerait aussi, à en juger par le langage de mes honorables collègues, que mon entrée dans la discussion des lésions utérines ne date que de nos débats académiques, et que je sois venu ici à la suite d'une foule d'autres. Pour être bien compris, je dois rappeler une dernière fois, que tout ce que j'ai dit dans cette enceinte, soit des engorgements, soit des déviations, soit des granulations de l'utérus, se trouve imprimé, en mon nom, dans différents recueils depuis plus de dix ans, bien avant, par conséquent, que M. Baud, M. Huguier, M. Jobert, etc., eussent rien publié sur le même sujet. Si les opinions et la pratique généralisées par Lisfranc ont subi de notables modifications depuis dix ans, j'ai donc droit de croire que j'ai contribué quelque peu à ce changement. Il m'importe dès lors de ne laisser ni dire ni penser que j'ai simplement suivi le mouvement des idées sur ce point important de pathologie. Peut-être enfin pourrai-je ajouter que, pour le moment au moins, l'abandon des doctrines anciennes doit naturellement tourner au profit des miennes.

(*Revue médico-chirurgicale de Paris*, 1850.)

DÉVIATIONS. — REDRESSEURS UTÉRINS.

Messieurs, j'aurais besoin peut-être de faire à l'Académie quelques excuses pour avoir eu l'air de ne pas répondre à son appel; mais je rappellerai qu'à la suite de l'excellent rapport de M. Depaul, personne ne s'étant fait inscrire, j'ai trouvé dangereux de laisser les questions qu'il traite sans discussion aucune. Me sera-t-il permis d'ajouter qu'ayant dans ce rapport plusieurs opinions en cause et une certaine part de responsabilité, je n'étais pas fâché de savoir ce qui serait dit pour ou contre des propositions émises ou défendues par moi depuis longues années (1). Il y a en effet deux ordres de faits dans ce qui a été discuté jusqu'ici :

Le fait communiqué par M. Broca, fait qui a été le point de départ, avec celui de M. Cruveilhier, de tout ce mouvement, mais qui se sont bientôt perdus, au point d'être à peu près oubliés aujourd'hui ; puis les faits tirés de la pratique de M. Valleix, de M. Simpson, de M. Gaussail, de M. Piachaud et de quelques autres.

Je connais M. Valleix depuis trente ans, je l'avais pour élève alors ; je ne l'ai jamais perdu de vue depuis ; j'ai, par conséquent, été à même, autant que qui que ce soit, d'apprécier la loyauté, la droiture de son esprit et son extrême probité scientifique. Tout le monde sait, en outre, que c'est une intelligence très étendue, un observateur rigoureux et distingué autant que capable, un des médecins les plus estimables de notre temps. Si M. Depaul, au lieu de prendre les quelques faits malheureux qui lui ont été communiqués, avait suivi la pratique de M. Valleix lui-même, ou examiné avec ce confrère les différents cas, bons ou mauvais, qui

Voir les pages précédentes.

se rapportent a l'emploi du redresseur intra-utérin, je lui accorderais de donner ici son jugement, ses interprétations comme concluants. Mais, ce n'est point ainsi que les choses se sont passées. Je crains donc de n'avoir entendu à ce sujet qu'une partie de la vérité, et qu'on n'ait déroulé sous nos yeux qu'une des faces du tableau. C'est ce que j'ai l'intention d'examiner.

La question est vaste d'ailleurs ; elle comprend une grande partie de la pathologie de l'utérus ; elle ne la comprend pas tout entière, sans doute ; il est bien clair qu'il ne s'agit pas ici des ulcères, des cancers, des tumeurs petites et grosses, des dégénérescences diverses de l'utérus ; mais avec les seules déviations elle renferme déjà une catégorie très riche de lésions qui ont dû être toutes touchées par le rapporteur, par la raison qu'elles sont pour la plupart connexes et qu'il est presque impossible de traiter de l'une sans s'occuper aussi des autres. Ainsi, avec les déviations il faut songer aux déplacements. Les déplacements et les déviations touchent plus ou moins à de certaines irritations, à de certains écoulements, à de certaines altérations des organes voisins.

Quant aux déviations elles-mêmes, il est difficile de ne pas les séparer en deux classes : les déviations par rapport à l'axe du bassin et les déviations par rapport à l'axe de la matrice.

C'est ici que je commence à avoir besoin de quelques explications eu égard au travail de M. Depaul, travail dans lequel je vois une foule de propositions que j'accepte très volontiers, qui concordent parfaitement avec mes propres opinions, mais dans lequel j'en remarque aussi qu'il ne me paraît pas possible d'adopter.

La première proposition du rapport porte qu'on s'est trompé en attribuant aux déviations de l'utérus des accidents qui ont habituellement une tout autre origine, et sa première conclusion, qu'on a considérablement exagéré l'influence des déviations utérines sur la santé des femmes.

Qui s'est ainsi trompé, qui a exagéré de la sorte ? Pour

quelle espèce de déviation ces exagérations-là sont-elles indiquées? S'il s'agit des déviations par rapport à l'axe de l'utérus, des inflexions, je me trouve mis en cause, et j'ai besoin de donner à l'Académie quelques renseignements.

J'ai dit sous ce rapport le pour et le contre, et je le maintiens. M. Malgaigne paraît croire et a dit dans son remarquable discours que contrairement à Lisfranc, qui attribuait tout aux engorgements, je rapportais presque tout, au contraire, aux déviations de l'utérus, et M. Cazeaux m'a prêté, ou à peu près, la même opinion mardi dernier. Ceci pourtant n'est rien moins qu'exact : les inflexions de matrice n'étaient guère connues, avant que j'eusse appelé sur elles l'attention des médecins, il y a vingt-cinq ans.

L'Académie montra encore une incrédulité assez marquée quand j'annonçai, en 1849 (1), que les inflexions de la matrice étaient très fréquentes; que c'étaient elles qui en avaient imposé pour ces engorgements qui servaient depuis tant d'années de base à toute la doctrine de Lisfranc. M. Malgaigne tout le premier, surpris de ma proposition, dit alors qu'il n'avait jamais vu d'exemple de ces inflexions. Eh bien! qui doute aujourd'hui de leur existence, de leur fréquence même? Non seulement elles sont admises par tout le monde, mais encore on en est arrivé à prétendre qu'elles existent toujours, chez toutes les femmes; que c'est une difformité en quelque sorte naturelle.

C'est M. Boulard, que j'avais pour interne il y a une dizaine d'années, M. Boulard, maintenant prosecteur à la Faculté, et chirurgien des plus distingués, qui, par des recherches nombreuses et variées sur le cadavre, est arrivé à ce résultat. Il est vrai que M. Depaul, qui a repris les expériences de M. Boulard, explique le fait d'une autre façon, et l'attribue à une réaction cadavérique, à la pression que la distension du ventre porte les intestins à exercer sur la matrice après la mort. Mais sans admettre, comme M. Boulard, que toutes les matrices soient ainsi infléchies

(1) *Bulletin de l'Académie*, t. XV, p. 151 et 412.

dans le jeune âge, je ne crois pas que les observations de cet anatomiste, non plus que celles de M. Verneuil, puissent être rapportées à un simple phénomène cadavérique. J'ai, pour vérifier le fait, touché un grand nombre de femmes qui n'avaient point de symptômes de déviation utérine, et j'en ai trouvé une assez forte proportion parmi celles qui étaient encore vierges ou qui n'avaient point eu d'enfants, dont la matrice était parfaitement droite. J'ai constaté la même chose sur des femmes mortes d'affections étrangères au système utérin, quand j'ai pu les examiner peu de temps après la mort ou quand le cadavre n'avait subi aucun travail de décomposition notable du côté du bas-ventre. Après tout, que ces inflexions soient très fréquentes ou seulement assez communes, toujours est-il que leur existence comme lésion ordinaire n'est plus contestable aujourd'hui. Sous ce point de vue au moins la question des maladies de l'utérus est donc en progrès véritable.

Maintenant est-il vrai que j'aie rattaché à ces déviations une foule d'accidents qui ne leur appartiennent point? Il y a bien près de trente années que ce genre de lésions m'occupe, que j'en parle une ou deux fois par semaine à ma clinique, que j'en parlais alors que personne ne paraissait y songer. Voici quelques passages tirés d'articles publiés dans les journaux et extraits de mes leçons à l'hôpital, par M. Pajot (1) entre autres. « Bon nombre de praticiens, disais-je (*Gazette des Hôpitaux*, 1835), les ignorent, ces sortes de déviations, parce que ce sont souvent des dérangements sans gravité, dont les conséquences sont ordinairement subordonnées à la constitution, à la condition, et surtout au caractère des femmes qui en sont atteintes. » Cette dernière remarque, comme on le voit, répond déjà à ce que vient de dire M. Gibert.

« Cette maladie, disais-je en 1839 (*Clinique*, t. III, p. 458), c'est-à-dire *cette difformité* est très commune; beaucoup de femmes l'ont sans s'en plaindre Cela se voit surtout dans

(1) Voir plus haut page 1 et suivantes.

les classes pauvres, où les femmes n'ont pas *le temps* de se plaindre de symptômes légers. Il n'en est pas de même des femmes du monde, qui prennent souvent au sérieux des phénomènes insignifiants, qui s'alarment d'autant plus que trompés eux-mêmes les médecins qu'elles consultent leur annoncent facilement une maladie qui n'existe réellement pas. »

J'ajoute un peu plus loin: « D'ailleurs les accidents que les femmes éprouvent alors ne sont pas d'une nature bien formidable; elles s'y habituent peu à peu, et finissent par oublier cet état, qui à la longue ne les gêne plus. Des moyens simples doivent être employés, moins peut-être *pour guérir* que pour diminuer un état morbide d'ailleurs fort supportable. »

Je ne faisais donc pas, et je n'ai jamais fait des inflexions de l'utérus une maladie très grave, la source d'accidents qu'il faille attribuer à autre chose. Mais s'ensuit-il qu'à l'instar de deux de nos collègues, je sois disposé à regarder les déviations de l'utérus comme incapables de faire naître des accidents réels, et qu'il soit raisonnable d'accepter la première proposition de notre honorable rapporteur? Je ne le crois pas.

Qu'est-ce donc après tout que l'on a pu rattacher aux déviations et qui tiendrait en fait à autre chose? Quel est donc cet état pathologique dont on n'a pas tenu compte et auquel il faudrait rapporter les accidents *généralement* attribués aux déviations ?

En dehors des maladies malignes, des maladies organiques, des cancers, des tumeurs, des ulcères, des inflammations aiguës et subaiguës, dont il ne peut être question ici, je ne vois guère, comme maladie de l'utérus, que les écoulements, les irritations chroniques de la membrane muqueuse, puis cet état du col *intus* et *extra* de la cavité même de l'utérus, qui se présente sous l'aspect de granulations rougeâtres, que beaucoup de praticiens englobent sous le titre d'ulcérations superficielles, et que je désigne sous celui de granulations simples. En dehors donc de ces états, de l'état catarrhal, de l'hypertrophie ou de l'engorgement, je ne vois pas ce qui pourrait donner le change. Mais qui pourra s'y tromper et attribuer aux déviations ce qui appartient aux écoulements, par exemple? Quand il y a un écoulement utéro-vaginal, en ce qui me concerne, du moins, c'est à lui qu'on s'adresse d'abord et non à la déviation, quoiqu'elle existe concurremment. Il en est de même évidemment des granulations, du catarrhe utérin, des hémorrhagies, et jamais ces accidents n'ont été donnés par moi comme une dépendance formelle des déviations ni traités comme tels. D'ailleurs, quel est le praticien qui, pour son diagnostic, s'en rapporte au dire des femmes? Est-ce que, avant d'établir son opinion, on n'explore pas la matrice de toutes façons, de manière à s'assurer qu'elle est ou non déviée ? Ce n'est donc pas par là que la confusion paraît possible. Cet état qu'on sous-entend dans la deuxième proposition du rapport ne doit être que de l'hypertrophie, de la métrite chronique ou de l'engorgement.

Mais voyez à ce sujet un autre pas qu'a fait la pathologie utérine depuis la discussion de 1849. Je vins soutenir alors dans cette enceinte, comme j'essaie de le démontrer depuis vingt-cinq ans à l'hôpital, qu'*il n'y a point d'engorgement*, que l'engorgement dont on parlait tant, qui semblait constituer à lui seul la moitié des maladies de l'utérus, est très rare, et que partout où l'on croyait l'avoir trouvé, il s'agissait de déviations, ou de simples inflexions de la matrice. Je ne craignis pas de dire, en terminant, que la discussion à laquelle nous venions de nous livrer, serait, eu égard aux engorgements de la matrice, le plus puissant résolutif qu'on eût jamais vu ; que cette discussion aurait mille fois plus d'influence dans l'avenir sur ces prétendus engorgements que toutes les préparations iodées du monde.

Eh bien ! voyons où nous en sommes aujourd'hui sur ce chapitre. On ose à peine prononcer le nom d'engorgement. Personne jusqu'ici n'en a eu le courage dans la discussion actuelle ; et si l'on aperçoit poindre l'engorgement quelque part, dans une ou deux des phrases du rapport, c'est avec une humilité telle, qu'il hésite à se laisser voir sous son véritable

titre, et qu'on est obligé de le deviner, en quelque sorte. N'est-
ce pas là un progrès, un véritable progrès, que d'avoir fait disparaître une maladie qui passait pour être si commune , et
qui en réalité n'existe pas ?..... Entendons-nous toutefois.
Quand j'ai soutenu qu'il n'y a point d'engorgement, j'ai
voulu dire que là où l'on trouvait journellement des engorgements il n'y avait que des déviations ; et je n'ai jamais eu
la pensée de nier la possibilité, ni même l'existence des engorgements de l'utérus ; en voici la preuve.

Dans les articles déjà rappelés , et qui datent de dix,
quinze et vingt ans, je m'exprime comme il suit : « Ce
que je viens de dire des déviations utérines congénitales ou
acquises, ne doit pas faire croire que je nie l'existence des
engorgements chroniques dans le corps de l'utérus ; j'ai voulu
simplement montrer que cette maladie n'est pas aussi fréquente qu'on l'a soutenu dans ces derniers temps, et faire
pressentir l'inutilité des traitements auxquels sont soumises
beaucoup de femmes qui , en définitive, n'ont rien ou presque rien. »

Dans cet autre passage, je dis : « On ne trouve pas
d'exemple sur le cadavre de ces prétendus engorgements,
des *engorgements purs et simples*, bien entendu, c'est-à-dire
une hypertrophie constituant un état pathologique, mais
seule, *sans dégénérescences, sans maladie notable de l'organe.*
Certes, de ceux-là on n'en trouve pas un exemple sur cent.»

J'insiste sur ce fait , parce qu'il est si difficile, à ce qu'il
paraît, de prendre dans les expressions d'un homme son
opinion pure , qu'on arrive souvent à faire dire aux gens le
contraire de ce qu'ils pensent. C'est ce qui m'est arrivé souvent. Ainsi jadis j'ai soutenu que le sang s'infectait par le
pus, soit par absorption directe, soit par la phlébite. Eh bien !
presque tout le monde croit que je n'admets l'infection
purulente que par le fait de l'absorption directe du pus ;
si bien que, pour me donner tort, on a soutenu, dans une
foule d'écrits, que l'empoisonnement purulent tenait à la
phlébite, comme si je n'en avais pas donné moi-même, le premier en 1827, la phlébite comme une des causes ! J'ai dit à

une autre époque que la lithotritie, en dehors d'un certain cercle que je lui ai tracé, n'était guère moins dangereuse que la taille ; et voilà que l'on m'a combattu comme si j'avais dit que la taille est toujours préférable à la lithotritie. Une autre fois je disais, eu égard à la mort par l'entrée de l'air dans les veines, que les observations invoquées n'étaient pas concluantes, et depuis lors on m'a partout donné comme niant la possibilité de la mort par l'entrée de l'air dans les veines !

On voit ici comment j'entends les engorgements de la matrice ; cela n'empêchera pas de me combattre comme si j'en avais nié d'une manière absolue la possibilité.

Mais, qu'il existe ou non des engorgements purs, toujours est-il qu'ils ne peuvent pas donner lieu à des méprises réelles en regard des déviations utérines. Avant que j'eusse fixé l'attention sur les inflexions de matrice, les méprises étaient à la rigueur possibles. Touchant par le vagin, on portait le doigt sur le col, autour du col, et bientôt on rencontrait, soit en arrière, soit en avant, soit sur les côtés, une partie saillante, une tumeur. Avec les doctrines du temps, il n'en fallait pas davantage, on avait un cas d'engorgement sous les yeux. Aujourd'hui il n'en est plus ainsi. L'éveil étant donné, on examine l'utérus par le vagin et par l'hypogastre en même temps. On peut, en s'y prenant bien, saisir ainsi la matrice entre les deux mains, en apprécier l'épaisseur, la direction, la forme, tous les caractères physiques, en un mot, presque avec la même certitude que si on l'avait sur la table simplement enveloppée de linges ou de tissus souples. Il suffit pour cela, la femme étant couchée, de lui faire fléchir les cuisses, de lui mettre les muscles dans le relâchement. Le doigt porté dans le vagin et soulevant la matrice la pousse en avant, à droite, à gauche, en arrière même, l'amène bientôt vers les doigts de l'autre main, qui, appuyée et promenée sur l'hypogastre, plonge en déprimant les parois du ventre, dans le petit bassin, dans les régions iliaques, jusqu'au bas du sacrum, et de manière à ne laisser aucun doute sur tout ce qui concerne l'état matériel de l'utérus.

Il est vrai que certaines femmes se refusent à un pareil examen. Ce sont les femmes grasses ou replètes, dont les parois du ventre sont épaisses, roides ou trop fermes pour se laisser déprimer. Mais le nombre de ces cas exceptionnels est fort restreint, surtout aux époques de la vie qui peuvent réclamer ce genre d'exploration, chez les femmes qui ont eu des enfants surtout. A une époque déjà éloignée, j'avais entrepris une statistique à ce sujet ; je me suis arrêté au chiffre de 400, et sur ce nombre je n'avais trouvé que 100 cas réfractaires, et encore ne l'étaient-ils pas d'une manière absolue. Il est donc permis d'affirmer que ce genre d'exploration donnera des résultats complets chez les trois quarts au moins des femmes (1).

Maintenant voyons si les déviations sont de nature par elles-mêmes à faire naître des accidents.

On a vu des femmes avec une matrice en état de prolapsus ne rien éprouver de fâcheux, comme d'autres femmes avec une antéflexion ou une rétroflexion, une antéversion ou une rétroversion, des déviations très prononcées enfin, ne pas avoir l'air de s'en douter.

Mais il n'y a pas de maladie, grave même, qui n'existe quelquefois sans être accompagnée de son cortége ordinaire d'accidents, et personne cependant n'en conclut que les accidents qui caractérisent ces maladies n'en soient pas l'accompagnement ordinaire. Il y a des organismes ainsi faits : rien ne les trouble, rien ne les dérange. Est-ce une raison pour qu'il en soit de même partout?

Les déviations de matrice peuvent faire naître des acci-

(1) Quelques personnes, M. Robert entre autres, se sont récriées contre ma prétention. Elles ont tort; j'en démontre chaque jour l'exactitude à l'hôpital depuis plus de vingt-cinq ans, et je la démontrerai à quiconque le voudra au lit des malades. Puisque j'y parviens si facilement par les procédés que j'ai indiqués, je ne vois pas pourquoi les autres praticiens n'y parviendraient pas aussi bien que moi ; après tout c'est une ressource que je leur offre ; s'ils ne veulent pas s'y exercer et s'en servir, tant pis pour eux ; je n'ai nulle envie de les y contraindre !

dents. Le raisonnement l'explique sans peine et l'observation le démontre tous les jours. Que la matrice soit infléchie, se coude sur son axe ; si la courbure est légère ou allongée, il se peut qu'aucun trouble n'en soit la conséquence, à l'exception toutefois de la fonction menstruelle et de la fécondité peut-être.

Si, au contraire, cette inflexion est portée plus loin, il en peut résulter deux choses : coudée à angle, la matrice n'est plus libre dans le canal qui la parcourt ; puis elle est nécessairement déplacée ; des tractions, des tiraillements sont alors exercés sur les ligaments ronds, les ligaments larges, les ligaments de l'ovaire, tous les replis qui entourent l'utérus. Tous ces objets sont remplis de filets nerveux qui appartiennent au grand sympathique, qui se continuent avec les nerfs du mésentère, des intestins, des reins, de tout le ventre enfin. Qu'y a-t-il dès lors d'étonnant qu'une lésion pareille soit le point de départ de troubles dans l'innervation de la femme, dans les fonctions digestives ou des différents organes de l'abdomen ? Puis, avec les déviations, quelle qu'en soit l'espèce, n'y a-t-il pas des pressions, des frottements inusités ? Le fond de l'utérus, appliqué contre la vessie derrière les pubis, sur le rectum du côté du sacrum, pressant, tiraillant les plexus nerveux du bassin, ne va-t-il pas troubler plus ou moins et le cours des urines et la défécation ? N'est-il pas tout simple que les femmes éprouvent alors des besoins fréquents d'uriner, de la constipation, des douleurs hémorrhoïdaires, de la pesanteur dans le bassin, des douleurs dans les reins, des tiraillements dans les aines ? Et avec ces présomptions, si l'on arrive à l'observation directe, comment conserver des doutes ?

Une femme vous consulte ; elle indique qu'un jour, il y a un, deux, dix ans, à l'occasion d'un effort, elle a senti quelque *chose* dans le bas-ventre et bientôt après les phénomènes que je viens de signaler. Depuis lors elle ne marche qu'avec peine, qu'avec douleur. Elle se couche, et à l'instant tout disparaît ; elle se lève, et tous les accidents reviennent. Cette succession, je l'ai rencontrée une infinité de fois. Au toucher, vous constatez la déviation. On parvient à redresser la matrice, et la femme se sent aussitôt soulagée. L'utérus retombe ; les mêmes angoisses, les mêmes difficultés renaissent, et l'on s'est assuré qu'il n'existe ni écoulement, ni granulations, ni ulcérations, ni tumeurs, ni gonflement de l'organe. Peut-on rien trouver de plus concluant, de plus mathématique ?

Si rien dans d'autres états pathologiques ne permet de confondre les accidents des déviations avec une maladie différente, serait-ce donc dans les complications qu'il faudrait chercher la source de cette confusion ? Mais là encore je nie qu'un praticien expérimenté puisse s'y méprendre. Qu'est-ce qui peut compliquer, en effet, les déplacements de matrice ? Des inflammations, des tumeurs, des adhérences, des gonflements, etc. Ce que j'ai dit déjà du diagnostic permettra-t-il jamais de ne pas distinguer ces états morbides d'une déviation simple ? Et qui donc attribuerait à la déviation les accidents après avoir constaté l'existence ou d'une inflammation, ou d'une tumeur, ou d'adhérences et de brides appartenant à l'utérus ? Puis ces complications elles-mêmes sont-elles la cause, sont-elles l'effet de la déviation ? Pour moi, je ne doute pas que ce puisse être tantôt l'un, tantôt l'autre. Il est certain qu'un corps fibreux, qu'un kyste, qu'une tumeur quelconque développés dans le bassin, dans le tissu ou autour de l'utérus sont de nature à faire naître des déplacements, des déviations de la matrice. Qu'une inflammation partielle, aiguë ou lente, s'établisse dans le péritoine pelvien, et, après la guérison des adhérences, des brides allant d'un organe à l'autre pourront dévier, déplacer l'utérus dans divers sens. Qu'une inflammation sourde se soit établie dans le tissu cellulaire sous-péritonéal, dans le ligament large, dans l'un des ligaments quelconques des organes génitaux de la femme, et il en résultera sans peine un raccourcissement tel des tissus après la guérison que là encore se trouvera la source de certaines déviations.

Ainsi, toutes sortes de maladies peuvent être la cause comme la complication des déplacements utérins.

Reste, il est vrai, la question des épaississements de l'utérus, et c'est là que reviendront les engorgements.

En admettant, en effet, avec quelques-uns de nos collègues, que la matrice soit le siége d'un engorgement partiel, d'une sorte d'hypertrophie locale, on trouverait tout simple que, plus volumineuse et plus lourde dans ce point que partout ailleurs, elle fût ainsi entraînée dans un sens plutôt que dans l'autre et déviée de son axe. Alors il faudrait attribuer à l'engorgement les accidents que je rapporte aux déviations. Mais, outre que ce genre d'engorgement, d'hypertrophie pure n'a point été constaté d'une manière évidente, il n'y aurait pas de raison, s'il existait, de ne pas l'attribuer aussi bien à la déviation elle-même que de l'en regarder comme la cause. La preuve, au surplus, que les accidents dont on parle ne tiennent ni aux complications des déviations utérines, ni à des maladies étrangères à ces déviations, c'est que chez les malades mortes avec ces accidents ou de maladies intercurrentes tout à fait différentes, on n'a rien trouvé sur le cadavre que la déviation proprement dite.

Permettez-moi de rappeler ici l'un des premiers faits qui m'aient ouvert les yeux à ce sujet et que j'ai dès longtemps signalé dans mes leçons.

Une dame de la connaissance du professeur Pelletan, et qui me consulta en 1828, avait été traitée depuis dix à douze ans par une foule de praticiens de la capitale. Elle était atteinte, selon quelques-uns, d'une affection organique de la matrice; pour d'autres, c'était un simple engorgement. Le plus grand nombre la disaient affectée de névropathie générale. Je la crus moi-même en proie aux conséquences d'un engorgement utérin notable, par la raison que j'avais trouvé chez elle, en la touchant par le vagin et par le rectum, une tumeur derrière le col de la matrice. Cette dame, d'ailleurs vive et d'une impressionnabilité extrême, finit par succomber.

A l'autopsie, nous ne trouvâmes aucune lésion dans les viscères, et au lieu d'engorgement il ne fut possible de constater dans l'utérus aucune altération quelconque, si ce n'est une rétroflexion complète. La matrice était littéralement en double : c'était sa paroi postérieure et son fond proéminant vers la paroi recto-vaginale qui nous en avaient imposé pour un engorgement.

Il est donc parfaitement exact de dire que les déviations utérines causent par elles-mêmes une série d'accidents, et qu'à la longue elles peuvent entraîner de véritables dangers ; accidents et dangers qui varient naturellement selon une foule de circonstances, selon l'impressionnabilité, la constitution plus ou moins nerveuse des femmes. Voici un passage tiré de mes leçons d'il y a longtemps, et qui résume ma pensée à ce sujet :

« Il ne faut pas oublier que chez beaucoup d'entre elles (les femmes), l'imagination joue un rôle qui vient s'ajouter aux véritables douleurs physiques. Chez celles qui, comme on le dit vulgairement, ne s'écoutent pas, l'inflexion ne donne presque aucun signe d'existence ; chez les autres, soit par organisation, soit par désœuvrement, le besoin de s'examiner, d'étudier ce qui se passe en elles est irrésistible ; celles-là s'écoutent vivre, pour ainsi dire, et s'exagèrent la moindre souffrance. Quand ces femmes en sont arrivées à se persuader qu'elles sont ainsi malades, si l'on vient à parler devant elles de cancer, de tumeurs, d'ulcères, plus elles vont, plus s'enracine en elles la croyance d'un état sérieux. »

Puis je termine par une proposition générale :

« D'une manière absolue, sans aucun doute, *hors l'état de grossesse* et dégagées des troubles exagérés de l'imagination, les inflexions pures de l'utérus sont d'un pronostic peu grave ; mais en y joignant le rôle joué par le cerveau, elles amènent des dangers réels. »

Arrivons maintenant à un point plus essentiel, à ce qui concerne la thérapeutique des déplacements utérins.

Il a été dit que dans un grand nombre de cas il suffit de faire disparaître les complications pour que la déviation n'exerce plus sur la santé aucune influence fâcheuse. Ceci me paraît d'abord facile à dire et ramener à l'une des questions déjà discutées, la question de savoir si les accidents qu'on observe dépendent de la déviation ou de tout autre état pathologique. Je l'ai déjà dit : s'il y a des complications et qu'on ait pu les constater, personne ne nie qu'il ne soit rationnel de les combattre, de les détruire d'abord, si on le peut. Mais encore un coup, c'est de la déviation et de ses accidents qu'il doit être question quand on parle du traitement des déviations, et j'en suppose le diagnostic bien établie. Or, M. Depaul a dit et soutient qu'à ce sujet la science, la pratique sont loin d'être désarmées, qu'elles ont des moyens de guérison nombreux et variés. Voyons donc où en sont nos richesses sous ce rapport.

Une rétroflexion, par exemple, à angle droit ou à angle aigu, qui date de plusieurs années, ne me semble guère susceptible de guérison complète. M. Malgaigne nous a bien dit qu'il en avait vu disparaître en quelque sorte spontanément et d'un jour à l'autre. C'est là un fait que je n'oserais point nier, que je ne sais point expliquer, pourtant, auquel je crois, puisque M. Malgaigne affirme l'avoir vu ; mais je ne puis m'empêcher d'ajouter que si je l'avais vu moi-même, il me serait difficile de ne pas conserver quelques doutes sur sa réalité.

Quelles sont d'ailleurs ces armes si puissantes ? A une époque qui n'est pas encore très éloignée, des praticiens ne trouvaient rien de mieux que de tenir les femmes couchées sur le ventre en cas de rétroversion, sur le dos pour les antéversions, et couchées ainsi pendant des mois, des années même, ainsi que j'en ai vu un certain nombre. Mais franchement, est-ce un traitement, que de condamner une pauvre femme à rester ainsi immobile pendant plusieurs années, et qui en général ne sera pas plus guérie à la fin qu'au commencement, qui retrouvera sa déviation à la moindre marche, au moindre effort qu'elle fera en sortant de son lit ? Cette invention du repos associé aux petites saignées répétées, aux pilules de ciguë, aux lavements froids, aux bains prolongés qui faisaient la base de la thérapeutique de Lisfranc, et qui à la rigueur se comprenait avec l'idée d'engorgement, ne serait-elle pas ridicule aujourd'hui, que chacun sait qu'il s'agit de déviation de matrice ?

Les moyens généraux sur lesquels vient encore d'insister M. Gibert sont un accessoire ou un traitement à part, qui ne s'appliquent point évidemment à la déviation, mais à d'autres états, à la constitution de la malade ou à des complications de la maladie. Est-il besoin d'ajouter d'ailleurs que ces moyens généraux ne sont perdus de vue par aucun praticien raisonnable, et que si nous n'en parlons point dans nos discussions, c'est qu'il est parfaitement inutile de refaire un traité de pathologie générale à l'occasion de chaque question spéciale, et quand il est bien entendu, comme ici, qu'on s'occupe uniquement de la thérapeutique locale des déplacements de la matrice.

De tout temps on a fait usage de *pessaires;* mais ces pessaires, depuis la simple pomme de reinette inventée par quelques paysannes ou les pommes d'orange signalées tout à l'heure, jusqu'aux pessaires de caoutchouc vulcanisé, que font-ils, si ce n'est de pallier en partie la maladie ? Est-ce qu'ils guérissent définitivement les inflexions ou même les simples déviations ? A quelques exceptions près, non. Ils soulèvent, ils soutiennent la matrice, ils l'immobilisent dans certains cas; ils la redressent quelquefois. C'est quelque chose sans doute. On est heureux de les avoir; mais ce n'est pas tout, et ils laissent évidemment beaucoup à désirer. Ils ont d'ailleurs des inconvénients sérieux. Est-ce qu'ils n'ont pas été cent fois la source d'inflammations, d'irritations de toutes sortes, d'écoulements ichoreux, d'ulcérations ? est-ce que je ne les ai pas vus perforer la cloison recto-vaginale ou la cloison vésico-vaginale ? est-ce qu'on n'est pas parfois obligé de pratiquer des opérations graves pour les retirer des organes ? est-ce que toutes les femmes peuvent les supporter ? Et puis la malade a-t-elle lieu d'être satisfaite d'un pareil remède, même quand il la soulage et semble la guérir ? Comment ! voilà une femme jeune encore, qui a vingt, vingt-cinq ou trente ans, et qui ne pourra marcher, prendre part à la vie commune qu'à la condition de porter indéfiniment dans le vagin un corps étranger, un pessaire, et cela pendant un grand nombre d'années, toute la vie peut-être !

Pourtant je suis loin de proscrire les pessaires : ils rendent de véritables services ; ils peuvent même, quoiqu'on ait soutenu le contraire dans cette enceinte, redresser et retenir droite la matrice dans certains cas ; non pas dans les inflexions, il est vrai, mais dans les antéversions ou rétroversions ; non pas toutes les matrices, mais celles dont le col est un peu long et d'un certain volume ; non pas tous les pessaires indistinctement, mais quelques-uns d'entre eux.

Ainsi le pessaire en gimblette, les pessaires en cupule ou en bilboquet, les pessaires en virole que préconise surtout M. Chomel, les pessaires en cuillère ou à bourrelet, etc., de M. Hervez de Chégoin, embrassent souvent assez bien le col de la matrice, que la pression des viscères y enfonce de plus en plus après le redressement, pour que la déviation y trouve un appui suffisant, un obstacle très efficace. Mais avec tous ces avantages le pessaire n'en est pas moins un pis-aller et ne mérite d'être employé que faute de mieux.

Est-ce sérieusement que l'on vante comme une médication utile de tenir *un bouchon dans le rectum* d'une femme pour que ses matières stercorales, retenues pendant huit, quinze et trente jours, redressent la matrice ? Quel est donc ce traitement qui consiste à recommander à la malade de n'uriner que toutes les douze ou vingt-quatre heures, afin que l'urine accumulée dans la vessie repousse la matrice en arrière ?

Agir par le rectum, beaucoup de praticiens y ont pensé, soit avec des vessies, soit avec des sacs de linge, soit avec des poches de caoutchouc. Avant qu'il en fût question de nouveau, j'en avais même essayé un que j'ai signalé en 1849. Je portais dans le rectum, à une certaine hauteur, un long cylindre d'éponge préparée et déficelée, enveloppée d'une large chemise de mousseline. Cette éponge, s'imbibant, se gonflait sur place, faisait assez bien disparaître les rétroversions et les rétroflexions ; mais la plupart des femmes ne supportaient pas ce corps étranger dans l'intestin ; il les fatiguait, il causait des douleurs, il provoquait des envies d'aller à la garderobe. La plupart d'entre elles refusaient de s'y soumettre ; et l'on conçoit qu'il serait cent fois plus pénible de garder une sorte de pessaire dans le rectum que dans le vagin.

Ceintures. Tourmenté du besoin d'agir autrement contre les déviations utérines, j'ai imaginé, depuis près de vingt-cinq ans, la ceinture dite hypogastrique. Cette ceinture, qui porte principalement sur l'hypogastre, de manière à relever le bas-ventre au moyen de plaques, de bourrelets ou de coussins particuliers, je ne sais si l'invention m'en appartient réellement ; ce qu'il y a de sûr, c'est que j'en ai popularisé l'emploi plus que personne ; c'est que j'en faisais usage dès 1835, avant que l'on connût, je crois, la ceinture de Hull. Celles de Bienaimé, de Béchard et de quelques autres, ont été construites depuis à mon instigation. Je donnais le dessin de l'une d'entre elles dans ma *Médecine opératoire* de 1839, et personne encore n'en faisait mention dans la pratique. Ces ceintures qui rendent de véritables services aux femmes, en soulagent un très grand nombre, un si grand nombre, que dans une statistique où je me suis arrêté au chiffre de 200, je trouve 165 femmes qui s'en sont bien, très bien trouvées. Quoique je les emploie journellement et de plus en plus, elles sont pourtant loin encore de me satisfaire pleinement. D'une manière générale, elles ne font, comme les pessaires, que pallier ; elles sont un embarras, une sujétion, une source d'ennuis qu'il n'est pas possible de nier, d'autant plus que les malades sont obligées de les porter, comme les pessaires, presque indéfiniment. Puis il est des femmes qui ne veulent pas s'y astreindre ou qui ne peuvent pas les supporter. Moi-même, qui parviens à les faire supporter plus souvent que d'autres praticiens, j'accorde qu'elles ne conviennent pas partout, qu'il faut y renoncer quelquefois.

Comme elles agissent par l'extérieur, elles sont sans danger réel. A ce titre, n'ayant pas l'inconvénient des pessaires, elles doivent leur être préférées ; elles peuvent même, dans certains cas, leur être utilement associées. Mais ce n'est pas encore là une arme dont on doive être pleinement satisfait.

Redresseur. C'est parce que j'avais senti ce vide de la science ou de la pratique, que je m'étais évertué, il y a une vingtaine d'années, à trouver un redresseur direct de la matrice, ce redresseur, à l'examen duquel nous voici enfin arrivés.

Voici celui que j'avais imaginé. C'est une moitié de disque surmontée d'une tige un peu flexible et creuse, longue de 4 à 5 centimètres. Je portais cette tige dans la cavité utérine, et le disque, moitié de pessaire, devait être tourné en avant pour remédier aux rétroversions et rétroflexions, en arrière pour les déviations contraires. N'osant pas pénétrer de force avec cette tige dans la cavité utérine, je commençais par dilater les isthmes de l'organe au moyen de sondes ou de bougies, comme pour les rétrécissements de l'urètre. Voici une sorte de mandrin à brisure articulée qui, près de son extrémité, se courbe ou se redresse à volonté par le moyen d'une vis de rappel. Ce mandrin, armé d'une sonde élastique, porté courbe dans l'utérus infléchi, redresse très bien l'organe dévié. Il me servait de même pour l'introduction du pessaire à tige, que je pouvais dès lors redresser sur place et laisser ainsi dans les organes.

Je ne sais si je m'abuse, mais cet instrument, imaginé bien avant que M. Simpson et les autres eussent parlé du redresseur intra-utérin, vaut au moins ceux qu'on lui a substitués. Il est souple et non métallique ; sa tige peut être introduite courbe et redressée ensuite ; abandonné dans le vagin et l'utérus, il ne gêne guère plus qu'un pessaire, et ne fait pas courir les mêmes risques, ce me semble, que le redresseur de M. Simpson ou de M. Valleix.

J'ai cessé d'en faire usage, parce que toutes les objections qu'on a faites ici au redresseur intra-utérin, je me les étais faites moi-même. Je craignais d'irriter ainsi l'intérieur de l'utérus ; d'excorier, d'ulcérer le tissu de cet organe ; de faire naître des métrites, des péritonites. Une première fois quelques-uns de ces accidents survinrent, sans être très graves. Une deuxième fois la malade s'en trouva très bien. Chez une troisième des douleurs et l'impatience empêchèrent d'insister. Dans un quatrième cas l'instrument soulagea beaucoup, mais la femme voulut retourner chez elle au bout de quelques jours ; je la perdis de vue. Dans deux autres cas le résultat fut si peu concluant, que je n'insistai pas davantage. D'ailleurs, pour essayer un moyen avec quelque suite, il faut avoir la conviction qu'il doit être bon. Or, cette conviction me manquait. J'étais arrêté par une pensée : Supposons, me disais-je, que la matrice soit ainsi tenue droite ; tant que l'instrument restera en place la femme sera guérie. Mais il ne sera pas possible de le laisser indéfiniment dans les organes, et une fois enlevé, qui empêchera l'utérus de retomber dans son état de déviation primitive ?

Mon but n'était point le même que celui de M. Amussat, qui, dès 1827, introduisait, lui aussi, une sonde, une tige dans la cavité utérine pour remédier aux déviations, et qui paraît avoir renoncé bien vite à l'usage de ce moyen. En effet, ij ne me paraît avoir songé qu'aux *antéversions* et *rétroversions*, et s'être contenté d'une tige fixée à l'extérieur. Mon instrument à moi était imaginé surtout en vue des *inflexions*, et se composait d'une simple moitié de pessaire surmontée d'une broche souple, broche susceptible d'être courbée et redressée à volonté par un instrument particulier.

Nous voilà donc maintenant en présence du système pur de M. Valleix. Qu'a-t-on dit de ce système, en définitive, pour en demander la proscription absolue ? Qu'il est inutile, qu'il est dangereux ; qu'après avoir réussi même, il n'empêche pas le mal de revenir. Inutile ? je ne puis l'admettre ; nous venons de voir que ces *armes* dont on gratifie la science laissent en réalité beaucoup à désirer, et qu'il y a lieu de rechercher quelque chose de mieux. Le redresseur utérin, sous ce rapport, n'est donc pas à dédaigner.

Vous avez entendu notre honorable collègue M. P. Dubois soutenir qu'il ne peut pas redresser l'utérus, attendu

que la tige de l'instrument n'a plus que 3 centimètres, et
que 3 centimètres ne suffisent pas pour pénétrer jusqu'au
fond de la cavité utérine ; ce qui est vrai.

Mais il me semble y avoir là une erreur matérielle. La tige
employée par M. Valleix a généralement une longueur de 4 à
5 centim. ; il n'en emploie point qui aient moins de 3 cent. 1/2,
4 cent. : c'est qu'en effet avec 3 cent. la tige n'occuperait que
le col, et elle s'en échapperait même bientôt. Il est inutile,
parce que, dit-on , même alors qu'il semble avoir guéri, ce
n'est point en redressant la matrice qu'il réussit. Ceci ne me
paraît nullement démontré. M. Valleix possède une infinité
de faits ; il affirme, lui qui les a examinés de très près, que
le redressement a été opéré franchement, complétement,
par son instrument chez bon nombre de femmes. M. Dubois,
qui semble le contester, racontait l'autre jour une observation qui a paru impressionner vivement l'Académie, et au
fond de laquelle il m'a cependant semblé apercevoir autre
chose que ce qu'il y a vu. La malade qu'il cite avait une
déviation très prononcée. Elle se soumet au redresseur, et
les accidents qu'elle éprouvait disparaissent ; elle le dit, on
la croit guérie. M. Dubois l'examine de nouveau , et il re-
trouve la déviation ; mais ajoute-t-il, une déviation moins
facile à constater que la première fois : la matrice était plus
élevée et moins inclinée. Eh bien ! si la matrice était
plus élevée et moins penchée qu'avant le traitement, il
s'était donc opéré là un changement mécanique dans le rapport des organes ! Pour moi, je suis persuadé, pour l'avoir
constaté bien des fois , qu'il suffit de dégager une matrice
dont le fond appuie fortement derrière les pubis ou sur le
rectum , et de la remonter au-dessus du détroit, pour que
la plupart des accidents disparaissent. Le redressement de la
matrice est si loin d'être inutile, que tous les praticiens ont
été à même d'en constater au moins momentanément l'efficacité.

A qui n'est-il pas arrivé un grand nombre de fois de repla-
cer pendant une simple exploration une matrice déviée dans
sa position normale et de constater qu'à l'instant même les

femmes se sentent soulagées, et de s'assurer ensuite que la
gêne, les embarras reparaissent du moment qu'on laisse la
matrice retomber dans sa déviation première ?

Au lieu d'attribuer les guérisons au redressement de l'organe, on les attribue, à quoi ? Au repos, aux moyens acces-
soires, à l'immobilisation de l'organe, que sais-je ? à la
disparition de certaines névralgies, à tout enfin, excepté à la
cause réelle, je crois, de ces améliorations. Est-ce que c'est
une inflammation, une hypertrophie, un engorgement, un état
catarrhal qu'on pourrait faire disparaître comme une va-
peur par le fait d'un agent mécanique ? Non, non, il n'est
pas possible que le redresseur utérin n'agisse pas d'une manière efficace, au moins dans un certain nombre de cas.

Quant au danger, voyons sur quelles preuves il repose. In-
terrogée à ce sujet par M. Depaul, l'expérience a prouvé,
j'en conviens, que dans quelques cas l'instrument pouvait
causer de graves accidents et même la mort. Mais des résultats pareils ont-ils bien la valeur qu'on leur attribue ?
deux, trois ou même cinq cas malheureux sur cent soixante
observations que possède aujourd'hui l'auteur, sont en
définitive une assez faible proportion de revers. Ce qui
me rassure encore, c'est que ces faits malheureux pourraient bien tenir autant à des erreurs de pratique ou de
diagnostic, à un défaut d'habitude ou de précaution de la
part du praticien, qu'à la nature même de la médication. Ce
n'est, je crois, faire injure à personne, que de soupçonner
un peu d'inexpérience et la possibilité de quelque erreur,
de quelque maladresse passagère chez ceux qui emploient
une telle ressource, alors qu'on est encore au commencement d'une méthode pareille. Je suppose, par exemple,
que la tige de l'instrument, tige métallique, inflexible, ait
été introduite dans le col d'une matrice infléchie au lieu
d'une matrice simplement déviée, n'est-il pas possible que,
rencontrant le coude de l'organe, que, poussée avec peu de
ménagement, elle ait heurté contre les tissus au point d'en
irriter, d'en excorier, d'en ulcérer ou d'en perforer même
le parenchyme ? Ne conçoit-on pas aussi que, poussée trop

loin, que, tenue trop longtemps dans le corps de la matrice, elle soit devenue cause d'accidents réels ; et alors est-ce à la méthode qu'il faut s'en prendre des résultats fâcheux, plutôt qu'à ceux qui l'ont mal appliquée ?

On a cité des cas d'avortement. Mais, en vérité, qu'est-ce que cela prouve contre l'instrument? Est-ce la faute du redresseur, si on l'applique là où il ne convient pas, pour toute autre chose que des déviations? qui me dit qu'on ne l'a pas appliqué aussi dans des cas de déviations compliquées ou d'inflammation, ou d'adhérences, ou de quelque autre maladie du voisinage de l'utérus?

Pour moi, il me semble probable que sur un chiffre de 160 cas, M. Valleix lui-même aurait bien pu commettre quatre ou cinq erreurs de ce genre, sans qu'on fût en droit d'en accuser la médication proprement dite. Chacun de nous ne sait-il pas que dans toutes médications mécaniques, il y a toujours une part d'inconvénients qui dépendent du chirurgien et non du moyen en lui-même, de telle façon que le même instrument ou le même appareil produira d'excellents résultats entre les mains de celui-ci, et des résultats mauvais sous la direction de celui-là? Ne savons-nous pas aussi que dans les expérimentations il se mêle toujours quelques faits de négligence. Ainsi l'on essaie un appareil nouveau dans le traitement des fractures, je suppose ; une fois, deux fois, vingt fois, le chirurgien y met toute l'attention, toute la surveillance nécessaire; mais à la longue il s'oublie un instant; il néglige quelques précautions, puis un accident arrive ; qui oserait nier que chacun de nous n'y a pas été pris, ne se soit pas dit dans son for intérieur : tel accident qui vient d'arriver, je l'aurais évité si je n'avais point omis telles ou telles précautions, si j'avais surveillé de plus près ce qui devait être réellement surveillé?

On m'accordera bien qu'il est aussi raisonnable de prendre la question à ce point de vue qu'à celui où s'est placé le rapporteur, et que, de ce côté au moins, il n'y a pas de quoi faire proscrire le redresseur.

D'ailleurs, je puis invoquer aussi ma propre expérience ,

des expériences d'un autre ordre, il est vrai, mais qui ont avec les précédentes une grande analogie. Si je n'ai tenté qu'un petit nombre de fois le redressement par le pessaire que je viens de mettre sous les yeux de l'Académie, cela ne m'a pas empêché de pénétrer fréquemment dans le canal utérin pour remplir d'autres indications.

Avant 1840, et depuis, j'avais entrepris de traiter les rétrécissements de l'isthme qui sépare la cavité du col de la cavité du corps de la matrice comme on traite les rétrécissements de l'urètre (1). J'y ai donc porté des bougies, des sondes, soit de gomme élastique, soit de métal, à titre de simples dilatateurs, comme j'y ai porté le nitrate d'argent, des pinceaux chargés de nitrate acide de mercure. Avec ces instruments ou ces objets, je suis allé dans la cavité du col, dans l'orifice interne du col, dans la cavité même de l'utérus, soit pour cautériser, soit pour dilater, soit pour injecter, plusieurs centaines de fois. Je puis affirmer pourtant n'avoir jamais produit de la sorte d'accidents véritablement graves. Trois ou quatre fois les femmes ont éprouvé des coliques, quelques angoisses, des nausées, des apparences de péritonite, accidents qui ont fini par se calmer et qui n'ont amené la mort de personne.

Qui ne connaît la pratique de Récamier? On sait que ce praticien n'y allait pas de main morte; que non seulement il introduisait de vive force ses longues curettes dans la cavité de l'utérus, mais encore qu'arrivé là il distendait l'organe, en raclait violemment la surface, au point de l'écurer pour ainsi dire à la manière d'une casserole. Des malheurs ont suivi quelquefois cette pratique, je le sais; mais aussi avec quelle imprudence n'a-t-elle pas été souvent employée! et qui peut nier que, malgré tout, elle restait souvent, sans entraîner la moindre suite sérieuse?

Tout cela ne prouve-t-il pas que l'utérus est en réalité très patient, qu'il supporte avec une extrême facilité l'action des corps étrangers, les actions mécaniques en général? Qui ne sait, d'un autre côté, qu'il jouit d'une assez faible sensibilité,

(1) On a pu le voir plus haut.

qu'on peut le couper, l'inciser, le brûler, le cautériser avec les substances chimiques, avec le fer rouge, le morceler, le torturer en quelque sorte de toutes façons, sans qu'il ait, pour ainsi dire, l'air de s'en apercevoir? Et que ne lui a-t-on pas fait subir sous ce rapport, grand Dieu, depuis moins d'un demi-siècle!

De toutes ces remarques il me semble naturel de conclure que les dangers du redresseur utérin ont été notablement exagérés dans cette discussion, et qu'ils ont besoin d'être examinés de nouveau avant d'être jugés définitivement. Reste donc la question de savoir si après l'emploi de cet instrument les guérisons sont réelles et persistantes. On l'a nié et tout le monde semble le nier ici. Mais comment l'a-t-on nié? A peu près comme je l'ai fait moi-même: *à priori*, par la théorie. On s'est dit que cela était impossible ; que, débarrassée de la tige à redressement, la matrice retomberait d'elle-même. Ceci, je l'ai toujours craint, et je le crains encore ; mais par l'observation, nous ne le savons réellement pas. Les quelques faits invoqués par M. Depaul, par M. Paul Dubois, ne me paraissent point concluants, surtout en présence des faits contraires si nombreux que rapporte M. Valleix. Un fait me frappe, et frappera tout le monde, quoi qu'on en puisse dire, c'est qu'une foule de femmes traitées de cette façon ont été débarrassées des accidents qu'elles éprouvaient. Il est bien difficile, ce me semble, que dans ce nombre il n'y en ait pas plusieurs dont l'utérus soit resté redressé.

A mon sens donc cet instrument ne doit pas être proscrit; car il a manifestement été utile, et a rendu des services à beaucoup de malades déjà; mieux appliqué, mis en usage avec plus de réserve, avec plus de prudence et d'après un diagnostic préalable plus précis, il sera possible de le débarrasser dans l'avenir des quelques dangers qu'on lui a reprochés. Je ne voudrais pas, pour ma part, qu'on l'appliquât avant d'avoir traité les écoulements, les granulations, l'état catarrhal, les symptômes d'irritation ou d'inflammation, quand il en existe, chez les femmes atteintes de déviation ou de déplacement de l'utérus. Avant d'en faire usage, je voudrais en outre qu'on se fût assuré qu'il n'y a avec la déviation ni adhérences, ni gonflement, ni tumeur, ni lésions matérielles d'aucune sorte de l'utérus. Je voudrais aussi qu'au lieu de se servir d'une tige droite, fixe ou métallique, on procédât plutôt au redressement de la matrice par degré avec une tige élastique légèrement flexible, de caoutchouc ou de baleine, par exemple; en un mot, avec un instrument susceptible de se courber ou de se redresser sous la main du chirurgien, et agissant à peu près dans le sens de l'instrument que je viens de montrer à l'Académie. Je voudrais enfin que cette tige ne fût pas laissée longtemps en place, qu'on la retirât de temps en temps, quitte à la réappliquer plusieurs fois, afin d'éviter les irritations qu'elle pourrait faire naître.

Malgré tout ce que je viens de dire au profit du redresseur intra-utérin, il ne faudrait pas croire cependant que dans mon esprit c'est là le *nec plus ultra* de la thérapeutique des déviations utérines; comme la plupart des pessaires, cet instrument ne sera encore, je le crains bien, qu'un moyen palliatif. C'est toujours avec regret que je vois les chirurgiens réduits à laisser ainsi dans les organes un corps étranger qui doit être porté longtemps, qui cause au moins de la gêne, qui doit inspirer une véritable répugnance aux malades, et qui ne leur permet point à elles-mêmes de se croire revenues à la santé.

En somme, ce que l'on pourrait retirer de cette médication, personne, selon moi, ne pourra mieux le dire que M. Valleix. Ce praticien a toute la science, toutes les qualités nécessaires pour apporter dans cette question les éléments d'un bon jugement. Ce n'est point pour lui une spécialité lucrative; personne n'a plus d'expérience que lui à ce sujet; personne n'a pu mieux en saisir, en étudier le bon et le mauvais. Qu'on le laisse faire donc; et, connaissant sa loyauté, sa probité scientifique, je suis parfaitement sûr qu'il fera connaître sans réserve la vérité sous ce rapport.

Me sera-t-il permis, en terminant, de faire remarquer que

les conclusions du rapport en discussion ne me semblent guère de nature à être votées par l'Académie. De quoi l'Académie a-t-elle été saisie, en effet? De deux faits communiqués, l'un par M. Broca, l'autre par notre collègue M. Cruveilhier. Or on ne vote pas sur les faits que communiquent les membres de l'Académie, et les conclusions du rapport sont étrangères à l'observation de M. Broca. Mais, enfin, je suppose qu'il y ait à juger la méthode, l'Académie est-elle en mesure de le faire? Qui donc, parmi nous, pourrait dire avec une certitude complète qu'il est plus apte à la juger que M. Valleix? Toutes choses étant égales, loyauté, bonne foi, probité, capacité, talent, qui peut le mieux décider d'un fait, de celui qui l'étudie depuis cinq ans, qui l'a vu, examiné, tourné et retourné sous toutes ses faces un grand nombre de fois, ou de celui qui l'a à peine entrevu, qui ne peut en avoir aperçu que quelques-uns des éléments? Et quand vous aurez décidé que le redresseur utérin ne vaut rien, est dangereux, croyez-vous que les praticiens convaincus du contraire cesseront d'en faire usage? Votre jugement une fois porté, y a-t-il une puissance qui vous permette d'en forcer l'application? Non. Il faut prendre garde à ces sortes de jugements: ils compromettent les académies. Nous discutons ici les questions scientifiques, nous émettons nos opinions, et le public qui nous écoute, ici ou ailleurs, se décide d'après les impressions qu'il reçoit de nos discours. En définitive, quand on parle des opinions de l'Académie, cela veut dire tout au plus l'opinion de tel ou tel membre.

Pour éviter tout embarras de ce genre, je voudrais donc que les conclusions de ce rapport fussent supprimées, qu'on laissât à M. Valleix le soin de poursuivre ses recherches, d'étudier, avec tout le zèle dont il est capable, la médication qu'il a mise en vogue, et qu'on l'engageât à en faire connaître, en temps opportun, le résultat définitif. En place de toutes ces conclusions j'en accepterais une seule, qui serait relative à l'observation de M. Broca, et que l'on rédigerait dans un sens que je laisse à M. le rapporteur le soin de formuler.

TABLE DES MATIÈRES.

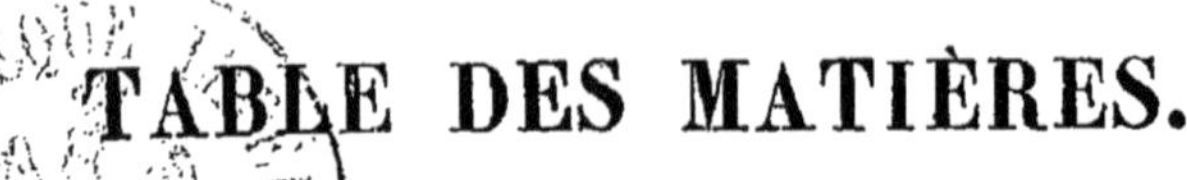

1846.

1849.

1854.

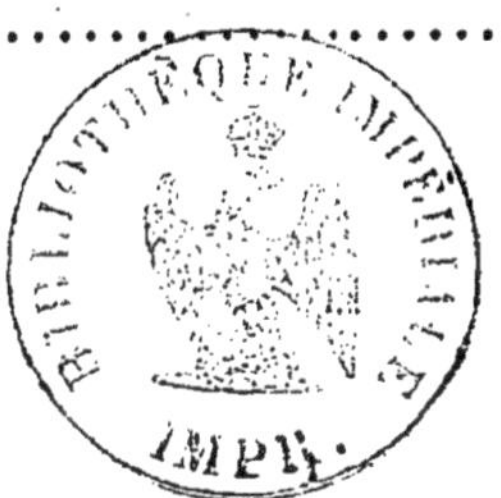

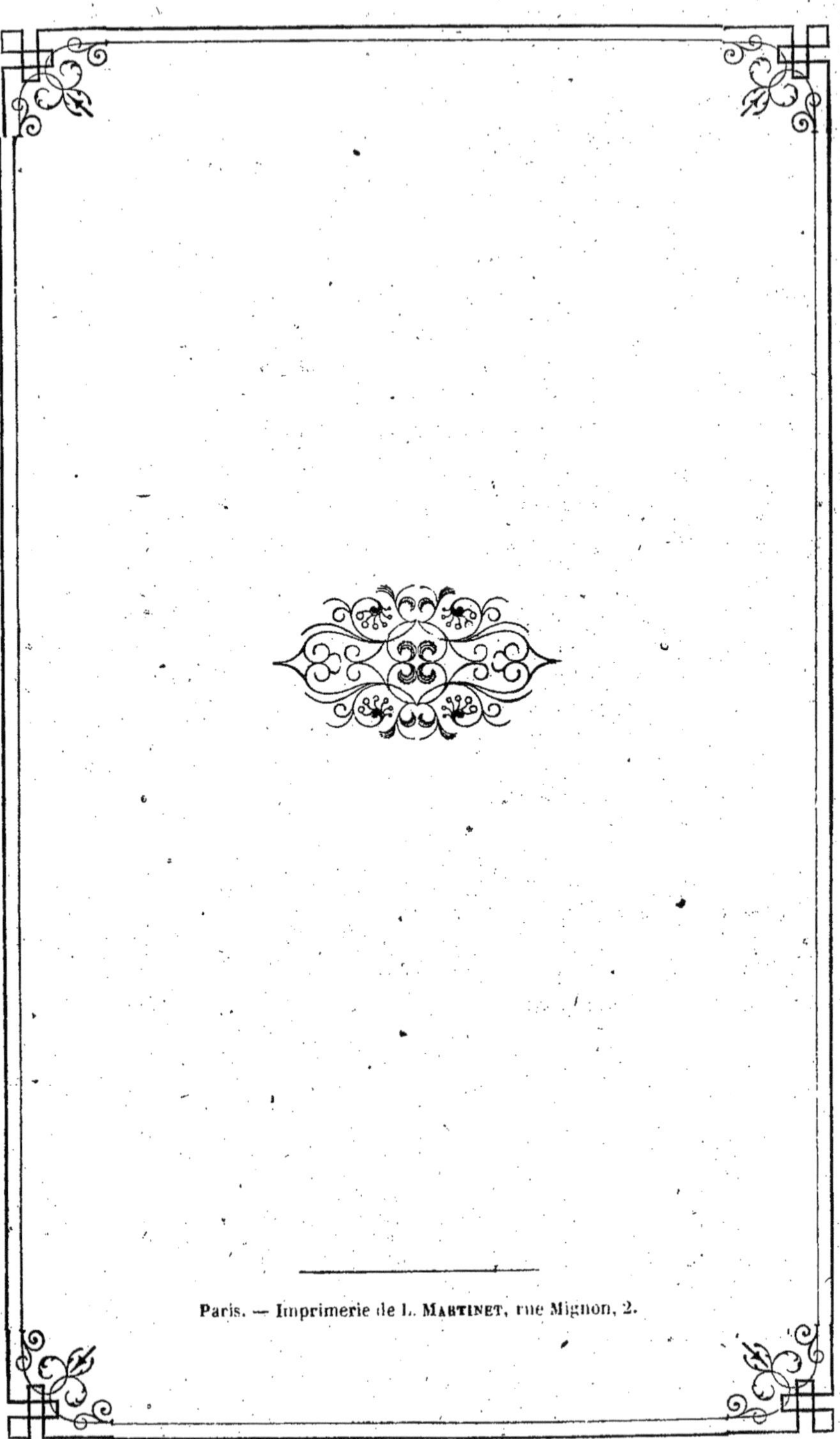

Paris. — Imprimerie de L. MARTINET, rue Mignon, 2.